AF403316

ÉTUDE CLINIQUE

SUR

QUELQUES SPASMES D'ORIGINE HYSTÉRIQUE

PAR

Daniel FOUQUET,

Docteur en médecine de la Faculté de Paris,

PARIS

A PARENT, IMPRIMEUR DE LA FACULTÉ DE MEDECINE

31, RUE MONSIEUR-LE-PRINCE, 31

1880

ÉTUDE CLINIQUE

SUR

QUELQUES SPASMES D'ORIGINE HISTÉRIQUE

ÉTUDE CLINIQUE

SUR

QUELQUES SPASMES D'ORIGINE HYSTÉRIQUE

PAR

Daniel FOUQUET,

Docteur en médecine de la Faculté de Paris,

PARIS

A PARENT, IMPRIMEUR DE LA FACULTÉ DE MÉDECINE

31, RUE MONSIÈUR-LE-PRINCE, 31

1880

ÉTUDE CLINIQUE

QUELQUES SPASMES

D'ORIGINE HYSTÉRIQUE

INTRODUCTION.

L'hystérie, dont les manifestations varient à l'infini, se présente sous deux formes principales; l'une convulsive, l'autre non convulsive.

Malgré les nombreuses différences qui existent entre les variétés de chacune d'elles, la forme convulsive nous semble seule aujourd'hui bien connue. Grâce aux travaux de Dubois (d'Amiens), de Landouzy, de Brachet, de Briquet surtout, et plus récemment du professeur Charcot.

Fouquet   2

l'identité de l'hystérie simple ou hystérie vulgaire et de l'hystéro-épilepsie a pu être démontrée. Bien plus, l'éminent chef de l'école de la Salpêtrière, pénétré de ce fait déjà mis en lumière par Briquet (1), que l'hystérie est loin d'être une affection composée de phénomènes incohérents, a pu, en groupant les symptômes de même ordre, découvrir et formuler la loi qui régit les attaques, qu'elles soient ou non complètes.

D'après les préceptes du maître, M. P. Richer, dans sa thèse inaugurale (2), a étudié les diverses périodes qui composent l'attaque et les différentes phases que comprend chaque période. Soit qu'on ait affaire à une forme complète, soit qu'il s'agisse d'une forme fruste, les phénomènes se succèdent dans un ordre constant, invariable non seulement pour les différentes attaques d'une même malade, mais pour les attaques de toutes les malades. Une ou plusieurs des phases, une ou plusieurs des périodes même peuvent manquer, les phénomènes qui subsistent n'échappent point à la loi qui régit les attaques complètes.

L'étude de la forme non convulsive n'est pas aussi avancée, et, jusqu'à présent, au milieu des manifestations complexes et changeantes de l'affection, il n'a pas été possible de déterminer quelle est la règle de l'évolution des nombreux accidents de cette maladie. Tout est imprévu, tout est livré au hasard, au moins en apparence. Les accidents les plus divers, les plus dissemblables, apparaissent, évoluent, disparaissent et reviennent sans qu'il soit possible de rien prévoir. Il résulte de là une confusion assez grande dans cette étude dont bien des points restent obs-

(1) Traité clin. et thérap. de l'hystérie, 1859. Préface, p. 7.
(2) Thèse de Paris, 1879.

curs et controversés. Le champ des investigations est vaste, les difficultés sont grandes, et la rareté de quelques phénomènes vient encore rendre la tâche plus ingrate, les recherches moins fructueuses.

Ce que nous venons de dire, en général, des troubles de l'hystérie s'applique tout particulièrement aux manifestations viscérales. Nous avons eu la bonne fortune de pouvoir en observer un certain nombre de cas, qui nous ont paru présenter assez d'intérêt pour nous fournir l'occasion de ce travail.

Le but que nous nous proposons, et dont nous ne nous dissimulons pas les difficultés, est complexe ;

1° Mettre en relief les faits que nous avons observés ; comparer nos résultats à ceux qui ont été déjà obtenus par d'autres. Cette étude constituera la première partie de notre travail.

2° Etudier l'étiologie des spasmes en insistant particulièrement sur l'influence que certaines diathèses, arthritisme, herpétisme, etc., peuvent avoir sur le développement de l'hystérie en général et sur le leur en particulier.

3° Rechercher quelle est la durée des spasmes, quelles sont les terminaisons les plus habituelles.

4° Exposer quel semble devoir être le traitement le meilleur dans les différents cas.

Tous les spasmes que nous étudions étant des manifestations diverses d'une seule et même maladie (ce que, du reste, nous chercherons à établir), nous avons préféré reporter à la fin de notre travail l'étiologie, le pronostic et le traitement, dont l'étude, faite après chaque variété de spasmes, nous eût fatalement entraîné à de très nombreuses redites.

Le premier chapitre, que nous considérons comme le

plus important, sera divisé en plusieurs paragraphes: nous emprunterons notre classification au livre de Briquet, et nous passerons en revue les spasmes de l'appareil digestif, ceux de l'appareil respiratoire, enfin ceux des organes génito-urinaires, laissant de côté les spasmes de l'appareil circulatoire à l'étude desquels nous ne pourrions point contribuer en apportant des faits nouveaux.

Nous ne ferons point d'historique, et voici pourquoi. En essayant de relever tous les faits qui semblaient se rapporter à notre sujet, nous avons trouvé dans les auteurs un très grand nombre d'observations dans lesquelles les accidents spasmodiques étaient notés, mais brièvement, et en quelque sorte comme des incidents secondaires. Dans nos observations personnelles, il s'agit au contraire de cas où l'élément spasmodique domine absolument le tableau général des symptômes hystériques. Nous n'eussions donc fait qu'une volumineuse et inutile compilation, tandis que nous désirons tenter une étude restreinte, plus utile et plus modeste.

Presque toutes nos observations sont entièrement inédites. Quelques-unes nous appartiennent en propre, les autres nous ont été gracieusement offertes. Nous tenons à remercier ici les personnes qui se sont intéressées à notre travail et nous ont fourni des documents. M. Henri Huchard, médecin distingué des hôpitaux, a bien voulu nous donner une fort belle observation. Nous lui sommes aussi redevable de passages très intéressants et inédits d'un livre qu'il doit bientôt publier. Nous le prions d'agréer l'expression de notre reconnaissance.

Grâce à M. P.-L. Le Gendre, nous avons eu la bonne fortune d'observer la majeure partie des malades dont cet élève distingué des hôpitaux a recueilli l'histoire. Nous

saisissons ici l'occasion de le remercier bien cordialement
d'avoir ainsi apporté à notre travail son obligeante colla-
boration, nouveau témoignage d'une amitié qui date de
nos premières années d'études.

Nous remercions aussi M. Veil, interne des hôpitaux, de
l'observation qu'il a bien voulu nous communiquer.

PREMIÈRE PARTIE

Avec Monneret et Briquet, nous entendons par *spasmes* les convulsions des muscles de la vie de nutrition et des appareils contractiles qui ne sont pas sous l'empire direct de la volonté. Aussi, quand nous employons, d'après les auteurs classiques, l'expression d'hystérie *non convulsive*, nous entendons par là comme ils l'entendent eux-mêmes sans doute, l'hystérie sans attaque. Cette distinction entre les deux formes de l'hystérie est d'ailleurs tout à fait artificielle, car il n'existe pas entre elles de limites bien tranchées. Entre la grande hystérie avec tout son cortège d'accidents et la forme la plus fruste de la maladie on trouve tous les intermédiaires, et les manifestations de l'hystérie non convulsive peuvent se mêler, et se mêlent en effet, aux manifestations les plus caractéristiques de la forme convulsive. Ceci posé, passons à l'étude des spasmes.

I

SPASMES DES VOIES DIGESTIVES.

Les spasmes des voies digestives sont très nombreux et peuvent présenter un grand nombre de variétés suivant leur siège, leur durée et la cause à laquelle ils sont dus.

Le siége est variable, et il n'y a peut-être pas un point du tube digestif qui en soit absolument exempt. Dans certains points, leur fréquence est très grande ; dans d'autres, leur rareté excessive, si bien qu'on a pu mettre leur existence en doute.

Si nous considérons la durée, tantôt le spasme ne fait qu'apparaître pour disparaître aussitôt, tantôt il persiste pendant des jours, des mois, des années.

Quelques-uns sont liés à la présence d'une lésion anatomique ; ils sont secondaires et subordonnés à l'existence de la lésion qui les a occasionnés. De tels spasmes peuvent apparaître chez des sujets non hystériques : ainsi le spasme du sphincter anal quand la muqueuse est fissurée à ce niveau. Toutefois, chez les sujets entachés d'hystérie, cette sorte de spasme paraît se produire bien plus facilement et à l'occasion de la cause la plus insignifiante.

Il en est d'autres qui sont primitifs, sans lésion préexistante, d'origine purement nerveuse et centrale : c'est de ces derniers que nous nous occuperons, n'insistant sur les autres formes qu'à propos du diagnostic différentiel, souvent très difficile à établir.

De tous les spasmes du tube digestif, les plus fréquents sont ceux du pharynx. Briquet ne les a vus manquer que 30 fois sur 400 observations. En effet, tous les sujets hystériques, ou à peu près, les présentent, quels que soient d'ailleurs leur sexe, leur âge, etc. Leur grande fréquence a attiré l'attention de tous les observateurs, qui en ont fait un des symptômes caractéristiques de l'hystérie ; mais le plus souvent ils n'acquièrent pas assez d'intensité pour faire naître un danger immédiat, ou devenir une cause possible d'erreur de diagnostic.

Les conditions dans lesquelles ils apparaissent sont très

variables. Tantôt ils se produisent au moment de l'attaque, tantôt on les rencontre dans l'intervalle des crises, enfin on peut les voir survenir chez des malades qui n'ont jamais présenté aucun des symptômes considérés par certains auteurs comme indispensables pour caractériser l'hystérie, et qui sont cependant bien des hystériques.

Cette dernière particularité présente au point de vue pratique une importance capitale. Il ne faut pas, en effet, séparer les formes frustes des formes classiques et complètes de l'affection ; tous les noms dont on s'est servi pour désigner les accidents hystériformes ont, croyons-nous, l'inconvénient de compliquer la question au lieu de l'éclaircir. C'est ainsi que la *névropathie protéiforme* de Cerise, le *nervosisme* de M. Bouchut, ne nous semblent être que des modifications plus ou moins reconnaissables du type *hystérie* et ne différer en rien de ce que l'on appelle encore *hystéricisme*. L'hystéricisme n'est en effet que l'hystérie sans accidents graves, état parfaitement connu déjà de Sydenham. On trouve d'ailleurs cette opinion émise par les auteurs classiques. M. le professeur Jaccoud (1) considère ces accidents comme les premiers symptômes de la maladie confirmée. « Que les attaques viennent ou non, dit-il, la malade sent, réagit, vit comme une hystérique. Les malades qui n'éprouvent que les accidents précédents sans attaques proprement dites, sont cependant exposées à des désordres que l'on observe dans l'intervalle des attaques de la forme non convulsive qui souvent précède la forme convulsive, mais souvent peut rester isolée. »

On verra la confirmation de cette idée dans les faits que nous avons pu recueillir. Du reste, les symptômes que l'on

____

(1) Traité de path. interne. 1877, t. Iᵉʳ, p. 487.

accordait à l'état nerveux ne diffèrent en rien de certains symptômes de l'hystérie. Ainsi, suivant Grisolle (1), l'impressionnabilité excessive, la mobilité du caractère, l'exagération des sentiments et des idées, leur perversion, les vertiges, les hallucinations, les palpitations, l'anhélation sans cause appréciable, etc. ; tels sont les phénomènes habituels de l'état nerveux ; et pour cet auteur, lorsque l'attaque vient se joindre à ce cortège de symptômes, on est en présence d'une complication, de l'hystérie associée et surajoutée à l'état nerveux. Pour nous au contraire, et pour la plupart des pathologistes actuels, il n'y a dans ce dernier cas qu'une forme plus grave d'une seule et même affection.

Or, c'est précisément chez les malades qui ne présentent que les symptômes du soi-disant état nerveux, et qui n'ont pas, ou n'ont pas encore eu d'attaques convulsives, que l'on observe le plus souvent les spasmes qui nous occupent. Nous avons insisté sur ce point parce que bien que ces exemples d'hystérie fruste aient été fréquemment signalés et depuis longtemps, les difficultés qu'on rencontre dans la recherche des antécédents des malades, la bizarrerie et la grande variété de formes de ces accidents, l'analogie que les symptômes présentent avec ceux de maladies différentes, peuvent détourner insensiblement l'attention du praticien et amener à des erreurs de diagnostic auxquelles de très habiles médecins même n'échappent pas toujours. On doit donc être pénétré de cette idée que dans la plupart des spasmes, chez les femmes et même chez les hommes, il faut songer à l'hystérie. Voici comment M. Damaschino s'exprime à ce sujet dans le chapitre *Œsophagisme* de ses

(1) Traité de path. interne. 1862, t. II, p. 809.

Leçons sur les maladies des voies digestives : « On rencontre surtout l'œsophagisme chez les femmes, car l'hystérie est une de ses causes les plus habituelles ; et remarquez bien que je dis l'hystérie, d'une façon générale, qu'il s'agisse de la forme convulsive qui, au moment de chaque grande attaque, s'accompagne de spasme œsophagien, ou bien que l'on ait affaire à l'hystéricisme. C'est même tout spéciale- ment dans ce dernier cas que l'œsophagisme apparaît. » En effet, après le spasme du pharynx, celui de l'œsophage, qui l'accompagne quelquefois, est assez fréquent. Tous les deux se compliquent généralement de phénomènes ana- logues du côté du larynx et du côté de la trachée. Les ma- lades dans ces cas, suivant l'intensité des accidents, éprou- vent soit une constriction légère de la gorge, soit un resser- rement violent accompagné de suffocation et le plus sou- vent d'une sensation de boule remontant de l'estomac vers la gorge. D'autres fois il leur semble qu'un corps étranger est arrêté à un point de leur œsophage, et ils font des efforts pour l'avaler ou pour le rejeter au dehors.

Dans les cas plus accentués, on peut observer une véri- table strangulation : *suffocatio hysterica* de Sydenham, avec tension des muscles du cou et gonflement des veines. La face est rouge, les yeux sont saillants hors de leurs or- bites, la malade fait des efforts infructueux de déglutition, et porte convulsivement les mains à la gorge comme pour rompre des lacets qui l'étranglent. Quelquefois, lorsque la constriction siège à une certaine distance du pharynx, les aliments déjà déglutis sont arrêtés, puis rejetés après quelques efforts. C'est à cette forme de spasme que Mon- dière (1) a donné le nom d'*œsophagisme*. Pour lui, c'est

(1) Archives générales de médecine. 1833.

« une constriction plus ou moins complète et durable du canal œsophagien, pouvant produire une dysphagie absolue, ou empêcher seulement la déglutition des corps solides ou des liquides. »

Si les accidents siègent plus bas, ils peuvent provoquer des vomissements spasmodiques d'une intensité et d'une durée variable, apparaissant plus où moins longtemps après l'ingestion des aliments. Lorsque le vomissement suit immédiatement celle-ci, c'est que le spasme siège au cardia ou dans son voisinage. D'autres fois, les aliments séjournent pendant un temps plus ou moins long dans l'estomac, au point d'amener même la dilatation de cet organe ; c'est alors le pylore qui est affecté, et l'on est en présence de l'état décrit sous le nom de *pylorisme* par M. le professeur Luton (de Reims).

Tantôt les accidents apparaissent brusquement, tantôt ils viennent progessivement. On observe un assez grand nombre de nuances suivant les sujets. Généralement, l'un des premiers symptômes qui caractérise le spasme de l'œsophage est une dysphagie d'une intensité variable, accompagnée de douleur et parfois d'une sensation de brûlure.

Les malades croient sentir un corps étranger arrêté en un point du canal œsophagien, et si le début est survenu brusquement au moment du repas, l'illusion est complète et peut persister autant que le spasme. On observe souvent des idiosyncrasies bizarres, qui ont été signalées par tous les auteurs et dont nous avons recueilli un cas (observation III). Certains malades ne peuvent supporter que les aliments chauds, d'autres tolèrent beaucoup mieux tout ce qui est froid, etc. La constriction est plus ou moins complète et en général les liquides passent plus facilement que les solides. Il n'est pas rare de constater une dysphagie

absolue qui ne tarde pas à amener l'amaigrissement du pa-
tient ; pourtant chez un grand nombre de malades on voit
persister un état général relativement satisfaisant, et même
de l'embonpoint malgré une abstinence prolongée, comme
dans le cas célèbre d'Etcheverie observé dans le service de
M. le professeur Charcot, et comme dans notre observation I. Dans la majorité des cas on voit des accidents s'accompagner de troubles nerveux plus ou moins variés,
comme par exemple dans les deux cas qui suivent.

OBSERVATION I (recueillie par M. P. L, Le Gendre externe des hôpitaux).

Œsophapgisme et pylorisme, vomisements incoercibles, hystérie.

Z... (Élisabeth), 42 ans, entre à l'Hôtel-Dieu le 27 mai 1879, dans
le service de M. Frémy suppléé par M. Hallopeau, puis par M. Huchard.

L'état général de cette malade ne paraît pas mauvais; elle a
même un certain embonpoint. Elle a les yeux bleus et se teint les
cheveux. Elle n'a pas eu d'enfants, et est menstruée d'une façon ir-
régulière. Au toucher vaginal, on trouve un col de nullipare avec
un peu d'antéflexion. Il y a cinq ans, elle a eu pour la première fois
des vomissements analogues à ceux qni l'amènent aujourd'hui a
l'hôpital. Ces vomissements revenaient après tous les repas, brusquement, et sans autre douleur que celle de l'acte lui-même. Pourtant elle varie sur ce point dans divers interrogatoires, et dit qu'elle
avait quelquefois de vives douleurs dans l'estomac. A cette époque,
elle fut successivement traitée à Lariboisière et à la Pitié.

Cette fois, elle vomit depuis quatre mois presque tous les jours.
Aussitôt qu'elle a ingéré des aliments quelconques, elle eprouve
des douleurs dans la région épigastrique, et peu de temps après elle
rejette tout le contenu stomacal. Elle aurait, de temps à autre, des
douleurs vives et passagères dans les membres inférieurs, et éprou-
verait parfois de faux besoins d'aller à la garde robe; mais elle n'a

aucun trouble dans la marche ; les reflexes tendineux sont conservés.

Sa vue s'est affaiblie depuis quelque temps ; mais, comme elle
travaille habituellement à des ouvrages de couture très-minutieux
et qu'elle a au moins l'âge qu'elle déclare, cet affaiblissement peut
s'expliquer naturellement sans lésions des centres nerveux. L'examen ophthalmoscopique est d'ailleurs pratiqué par notre ami M. Che-
vallereau, alors interne de M. le professeur Panas. En voici le résultat :

Hypermétropie, 1/20°, avec presbytie.

Iris rigide, peu mobile sous l'influence de la lumière.

Fond d'œil normal de chaque côté.

Acuité visuelle, vision des couleurs, et champ visuel conservés.

Il est donc difficile de songer à une ataxie locomotrice à forme
fruste, opinion vers laquelle penchait M. Hallopeau. D'autre part,
il n'y a pas d'hémianesthésie ni d'ovaralgie, ce qui tend à éloigner
tout d'abord l'hypothèse de l'hystérie.

Les vomissements continuent presque tous les jours malgré les
médications les plus variées : pointes de feu, vésicatoire à l'épigastre, opium, poudres abondantes. La glace seule procure quelque
soulagement, puis les vomissements cessent un jour brusquement,
et la malade sort.

Quelques semaines après, elle recommence à vomir et rentre dans
le service, dirigé par M. Henri Huchard.

Les vomissements se font sans grand effort, presque par régurgitation et assez longtemps après le repas. M. Huchard pense donc
qu'il a une dilatation assez marquée de l'estomac, ce que d'ailleurs
atteste le bruit de glou-glou provoqué par la succussion de l'abdomen.

L'examen des urines, leur analyse et celle des matières vomies
montrent que les premières sont en quantité normale, renferment une
proportion d'urée normale, et qu'il n'y a pas trace d'urée dans les
vomissements. Cette analyse répétée chaque jour ne permet donc
pas d'invoquer, pour expliquer les vomissements, le mécanisme signalé par MM. les professeurs Charcot et Bouchard : anurie et éli-
mination d'urée par l'estomac. Ce sont bien des vomissements de
cause spasmodique. Il n'en sera plus de même plus tard, comme
nous le verrons.

On essaie le nitrate d'argent, l'aconitine, les pulvérisations d'éther sur la région épigastrique et le long du rachis, sans résultat.

4 septembre. On pratique le cathétérisme œsophagien sans difficulté et on fait un lavage de l'estomac avec de l'eau de Vichy. La malade, qui avait été frappée par la vue de l'instrument et les préparatifs de cette opération, se trouve très soulagée le soir ; elle ne vomit pas pendant deux jours et accuse de l'appétit.

Le 6. Reprise des vomissements. Le cathétérisme est de nouveau pratiqué pendant cinq jours ; les vomissements sont rares.

Le 11. M. Huchard veut opérer le cathétérisme que l'interne pratiquait d'ordinaire très-facilement, et il est surpris de rencontrer une résistance invincible à quelques centimètres au-dessous de l'isthme pharyngien. L'interne essaie à son tour, et n'est pas plus heureux, non plus que plusieurs élèves du service. La malade ne vomit pas, mais elle ne peut prendre aucun aliment solide ou liquide. Elle sent comme un étau qui lui serre le gosier. Le cathétérisme est possible le soir : lavage de l'estomac, injection de bouillon et de lait.

Le lendemain, la dysphagie est de nouveau tellement forte qu'on ne peut passer la sonde. On donne pendant 24 heures des lavements de peptones préparées. Puis le passage des aliments se rétablit et la malade se trouve très bien pendant quelques jours.

Le 19 septembre, les vomissements recommencent accompagnés cette fois d'ischurie, et, comme on va le voir, de déviation de l'urée.

L'analyse est faite régulièrement par M. Gillet, élève du service très au courant des recherches urologiques. Voici les résultats :

Le 19. Urine, 500 gr. ; urée, 13 gr. 87 ; vomissements. L'albumine étant coagulée par la chaleur, le liquide qui surnage est encore légèrement albumineux et donne 40 centigrammes d'urée par litre.

Le 20 et le 21. Pas de vomissements.

Le 22. Urine, 1,000 gr. ; urée, 20 gr. 17 ; pas de vomissements.

Le 23. Urine, 750 gr. ; urée, 11 gr. 34 ; vomissements ; urée, 50 centigr.

Le 24. Urine, 1,150 gr. ; urée, 11 gr. 60 ; vomissements ; urée, 50 centigr.

Le 25. Urine, 1,150 gr. ; urée, 14 gr. 50 ; pas de vomissements.

Le 26. Urine, 1,500 gr. ; urée, 11 gr. 24 ; vomissements.

Le 27. Urine, 1,800 gr. ; urée, 15 gr. 68 ; pas de vomissements.

Le 28. Urine, 1,500 gr. ; urée, 18 gr. 92 ; pas de vomissements.

1er octobre. Urine, 1,750 gr. ; urée, 17 gr. 65 ; pas de vomissements.

Le 2. Urine, 600 gr. ; urée, 13 gr. 61 ; vomissements : 40 centigr. d'urée par litre.

Le 3. Urine, 500 gr. ; urée, 11 gr. 34 ; vomissements : 42 centigr. d'urée par litre.

Le 7. Urine, 650 gr. ; urée 12 gr. 21 ; vomissements : 16 centigr.
d'urée par litre.

Le 8. Urine, 1,500 gr. ; urée, 15 gr. 13 ; pas de vomissements.

Le 9. Urine, 2,000 gr. ; urée, 20 gr. 17 ; pas de vomissements.

Le 10. Urine, 1,500 gr. ; urée, 18 gr. 91 ; pas de vomissements.

Il semble donc que dans cette période les vomissements n'aient
eu lieu que lorsque l'urée excrétée par la voie rénale tombait à
30 gr. L'urée apparaissait alors dans les matières vomies.

Depuis lors, la malade est restée un assez long espace de temps
sans vomir et a été perdue de vue.

Dans cette observation, nous avons plusieurs points intéressants à relever. Arrêtons-nous tout d'abord à la difficulté du diagnostic. La malade, très soigneusement interro-
gée, n'a pas accusé d'antécédents pouvant faire penser à
l'hystérie, et ce n'est pas à cette maladie que l'on devait
songer en présence des symptômes observés. Le médecin distingué qui lui donnait ses soins put croire
tout d'abord à une ataxie à forme fruste caractérisée
par des crises gastriques, et cette hypothèse était rendue
assez plausible par les douleurs éprouvées de temps à autre
dans les membres inférieurs, et par la fausse sensation d'un
corps étranger dans le rectum. Mais l'absence de lésions
matérielles du côté de l'appareil visuel et surtout l'intégrité
de la marche malgré l'ancienneté des accidents gastriques
n'étaient pas en faveur du tabes dorsalis.

On pouvait penser à une affection organique de l'estomac : gastrite chronique, ulcère simple, ou cancer. Mais la facilité avec laquelle elle digérait dans les intervalles de ses crises de vomissements, l'absence de vomissements sanglants ou noirâtres, l'intégrité de l'état général malgré l'époque lointaine à laquelle remontait le début des accidents, tout cela devait faire repousser l'idée d'une maladie propre de l'estomac.

La cessation seule des vomissements pouvait éclairer un peu le diagnostic ; aussi lorsque la malade entra à l'Hôtel-Dieu pour la seconde fois, M. Huchard rapporta les accidents à leur vraie cause, l'hystérie.

Comme on l'a vu, cette opinion devait être complètement confirmée par la suite.

La vive impression éprouvée par la malade à la vue d'un appareil destiné au lavage de l'estomac, l'amélioration remarquable qui en résulta presque instantanément ; plus tard, sous l'influence d'une cause inconue, ses attaques passagères d'œsophagisme, enfin la disparition brusque des accidents et le retour subit de la malade à l'état de santé, sont bien faits pour démontrer que cette femme était atteinte, non d'une ataxie, mais d'une hystérie fruste.

A un moment donné, la quantité d'urine diminuant, les vomissements reprennent, et, pendant une durée de 20 jours, on voit leur existence constamment en rapport inverse avec la quantité d'urée rendue par les voies habituelles. Ce fait, déjà signalé par Laycock, et sur lequel MM. Charcot et Bouchard ont particulièrement insisté, est des plus curieux, et peut être rapproché des hémoptysies complémentaires que l'on observe chez certaines femmes atteintes de dysménorrhée. Cette suppléance n'en est pas moins bizarre et difficile à expliquer. Dans notre cas d'ailleurs, pas plus que dans ceux des auteurs cités, on ne peut invoquer la simulation, car la surveillance la plus active fut exercée autour de la malade.

Voici un autre cas de spasme œsophagien, chez un sujet mâle cette fois, mais qui doit être incontestablement rapporté à l'hystérie. On sait du reste par de récents travaux que cette névrose n'est point rare chez l'homme.

Obs. II (due à l'obligeance de M. Veil, interne des hôpitaux).

Œsophagisme, paraplégie, hystérie.

X..., âgé de 10 ans, bonne santé antérieure, mère très nerveuse. En 1877, au mois d'octobre, se plaint de malaises, de maux d'estomac, puis commence à vomir. Les vomissements deviennent de plus en plus fréquents et finissent par se produire à la moindre ingestion d'aliments. En même temps on s'aperçoit d'un affaiblissement progressif des membres inférieurs qui va jusqu'à la paraplégie presque absolue, au point de confiner le petit malade dans son lit.

La sensibilité s'est émoussée en même temps que la motilité diminuait, et l'anesthésie est complète aux membres inférieurs vers le mois de janvier 1878. La sensibilité de la région pharyngienne est aussi très-obtuse. Pas de troubles visuels, ni de paralaysie des muscles moteurs de l'œil.

L'amaigrissement est visible, mais pas très marqué. Un jour, il est impossible de rien faire avaler à l'enfant. On pratique le cathétérisme œsophagien avec une certaine difficulté : on éprouve au passage de la sonde une sensation de constriction. Pendant trois mois on est obligé d'alimenter le malade avec la sonde.

Tous les médicaments antispasmodiques sont essayés successivement sans succès; bromure de potassium, valérianates, etc. L'électricité ne produit aucune amélioration.

M. le professeur Charcot est appelé en consultation. Il remarque de suite le caractère particulièrement féminin de l'enfant qui portait une bague au doigt, aimait à se parer et à jouer à des jeux de petite-fille. Il essaie de faire cesser les accidents par le sommeil hypnotique et la compression du testicule, sans succès. Enfin il conseille de reprendre l'hydrothérapie qui avait déjà été essayée inutilement, mais en la combinant avec l'isolement loin de la famille.

L'enfant est transporté dans un établissement hydrothérapique, seul avec une domestique, et soumis à des douches froides violentes : le lendemain il mangeait seul, remuait ses jambes, se levait, et manisfestait le désir de rentrer le jour même chez ses parents.

Depuis lors, les accidents paralytiques et spasmodiques ne se sont pas reproduits. Cependant la sensibilité pharyngienne est restée obtuse : on peut toucher l'épiglotte avec le droit sans provoquer de réflexe nauséeux.

Le caractère est toujours féminin et hystérique. L'enfant est très intelligent, et il a tous les prix de sa classe, mais il est d'un caractère inégal et emporté, impressionnable à l'excès. Il pleure facilement.

Dans ce cas, avant l'apparition des symptômes du côté de l'œsophage, les malaises, les maux d'estomac, les vomissements, l'amaigrissement, l'âge du sujet, son sexe, pouvaient faire croire à une méningite tuberculeuse dans la période d'excitation.

Dans la méningite, il est vrai, les paralysies affectent généralement la forme hémiplégique et ne surviennent guère qu'à la période de dépression. De plus l'absence de fièvre, la brusquerie du début et la lenteur de la marche de l'affection devaient plutôt faire penser à une forme fruste de l'hystérie ; le résultat heureux du traitement vint montrer en effet, comme on l'a vu, l'exactitude de ce diagnostic.

Nous rapprocherons du cas qui précède l'observation suivante, qui concerne aussi un jeune garçon.

Obs. III (Personnelle).

Vomissements incoercibles; spasme du cardia; hystérie.

A. B..., 9 ans, père et mère nerveux. Cet enfant est très intelligent, d'un caractère extrêmement impressionnable. A part cela, rien de particulier, et il paraît jouir d'une bonne santé. Tout d'un coup, sans cause appréciable, il est pris de vomissements incoercibles. A peine a-t-il avalé des aliments solides ou liquides que, sans grands efforts, il les rend aussitôt. Son état général ne tarde pas à s'altérer : l'amaigrissement devient considérable. Divers traitements sont essayés sans succès. On cherche à alimenter le malade au moyen de lavements de lait, de thé de bœuf, etc ; les résultats obtenus sont médiocres. Consulté, M. le professeur Lasègue conseille l'hydrothérapie, l'exercice, l'air de la campagne. De plus en plus amaigri, l'enfant est ramené dans la ville de province qu'il habite, et continue à refuser tout aliment, sauf des loochs, seule boisson que son estomac puisse tolérer, en vertu d'un éclectisme singulier. Son imagination seule semble être en jeu, car on réussit en le trompant à lui faire prendre du lait aromatisé avec de l'eau de fleur d'oranger et mis dans une bouteille préparé par le pharmacien. Mais au moindre soupçon de fraude, l'aliment est aussitôt vomi. Malgré sa maigreur incroyable, l'enfant continue à marcher, se promène avec sa famille, et ne souffre pas.

Au bout de six mois, sans transition aucune et sans cause appréciable, les accidents disparurent, et la maladie cessa comme elle avait commencé. La tolérance de l'estomac reparut, le petit malade revint brusquement à la santé, et engraissa avec une excessive rapidité, supportant également bien tous les aliments. Plusieurs années se sont écoulées depuis lors, et il continue à se très bien porter, tout en conservant une très grande susceptibilité nerveuse.

Dans ce cas, les vomissements avaient lieu dès que les aliments étaient déglutis ; c'est ce qui explique la rapidité de l'amaigrissement, le malade n'ayant pas le temps d'absorber même une très petite partie des aliments qu'on s'efforçait de lui faire prendre.

Nous reviendrons sur les deux observations qui précèdent à propos de l'étiologie des spasmes.

Le diagnostic des spasmes de l'œsophage peut présenter de très réelles difficultés. Il est, en effet, souvent fort malaisé d'établir la nature de l'obstacle qui s'oppose au passage des aliments. La recherche du siége peut aussi donner lieu à des erreurs dans lesquelles il est d'autant moins difficile de tomber, que les moyens d'exploration à employer nécessitent des précautions minutieuses et multiples.

Tous ces points sont admirablement traités dans la citation qui suit. Nous avons la bonne fortune de pouvoir l'extraire de la deuxième édition du *Traité des névroses* du regretté professeur Axenfeld, remanié et augmenté par M. Henri Huchard. Cet intéressant ouvrage est encore sous presse, mais M. Huchard a bien voulu nous en confier les épreuves, et nous sommes heureux de lui en témoigner ici notre sincère gratitude. Voici le passage en question :

« La brusquerie dans le début de la maladie peut être et doit être un élément de diagnostic, et indiquer qu'il s'agit d'un rétrécissement spasmodique et non d'un rétrécissement organique. Mais ce signe important peut parfois aussi devenir une cause d'erreur, et, comme l'a fait remarquer Follin il y a déjà longtemps, le début de l'affection est tellement brusque que, s'il a lieu pendant les repas, on peut croire à la présence d'un corps étranger arrêté dans l'œsophage. Nélaton a cité plusieurs exemples intéressants où cette erreur a été commise : tout à coup, pendant les repas, le malade est pris de dysphagie s'accompagnant de la sensation persistante et douloureuse d'un corps étranger, et l'erreur peut être d'autant mieux entretenue dans l'esprit du médecin, que le doigt porté dans le pharynx peut aisément prendre pour un corps étranger le bout supérieur de la corne de l'os hyoïde. Or, sans attendre que la marche de la maladie, avec ses allures capricieuses, sa disparition et ses retours soudains, vienne démontrer l'erreur, il convient de faire immédiatement le diagnostic. Dans les cas douteux, le cathétérisme œsophagien est le seul moyen qui puisse l'assurer.

« Cependant il est bon de savoir que dans les cas où le rétrécissement spasmodique, siégeant près du cardia, s'accompagne d'une dilatation considérable de l'œsophage, la sonde peut pénétrer presque aussi profondément que si elle avait été introduite dans la cavité stomacale. Il ne faudrait donc pas croire à l'absence du rétrécissement en raison de la longueur du cathéter introduit. On reconnaît souvent que celui-ci n'a pas pénétré dans l'estomac, mais bien plutôt qu'il est arrêté par un rétrécissement, par ce fait que la baleine, dont le bout inférieur s'est fléchi dans l'intérieur de la poche œsophagienne, se redresse comme un ressort dès qu'on abandonne l'extrémité supérieure. Il faut du reste toujours se rappeler que la longueur de l'œsophage est de 25 centimètres, et que la distance à parcourir pour la sonde, des incisives supérieures au cardia, est en moyenne de 40 centimètres. (M. Raynaud).

« Enfin il s'agit de fixer le siège même du rétrécissement spasmodique : 1º lorsqu'il existe à la partie supérieure de l'œsophage et à la partie inférieure du pharynx (pharyngo-œsophagisme), la déglutition est des plus pénibles, des plus douloureuses, l'introduction des aliments vient à peine de dépasser l'isthme pharyngé, qu'elle détermine le rejet presque immédiat des substances ingérées ; 2º quand

il existe à la partie moyenne ou inférieure de l'œsophage,
les aliments s'arrêtent à ce niveau, donnent la sensation
d'un corps étranger rapportée par le malade à la région in-
terscapulaire, à la pointe sternale, ou à la région épigastrique, et alors ils peuvent suivre deux voies opposées :
ou être rejetés au dehors sans avoir subi aucune trace de
digestion, ou être précipités plus ou moins violemment
dans l'estomac après avoir séjourné un temps plus ou
moins long au niveau du rétrécissement. »

Nous arrivons à une catégorie de spasmes bien cu-
rieuse à étudier, celle des spasmes de l'intestin. Ceux-ci
peuvent déterminer un simple arrêt des matières, une
constipation plus ou moins opiniâtre, plus ou moins prolongée. Mais elle peut aussi, comme on va le voir, provoquer une véritable occlusion intestinale avec vomissements
fécaloïdes et même fécaux.

II.

VOMISSEMENTS STERCORAUX.

L'iléus nerveux (*Passion iliaque vraie* de Sydenham),
est assez rare pour avoir été mis en doute par la presque
totalité des auteurs modernes, qui ont considéré les faits
anciens comme des observations mal prises. On admet que
la valvule iléo-cæcale est dans tous les cas un obstacle ab-
solu au passage des matières du gros intestin dans l'intestin grêle, et la barrière des apothicaires passe pour un
obstacle infranchissable.

Pourtant M. le professeur Jaccoud (1) rapporte à l'article *occlusion intestinale* de son *Traité de pathologie*, le fait, fort curieux, dont il a été témoin. Les observations de ce genre sont infiniment trop rares pour que nous ne reproduisions pas textuellement les quelques lignes consacrées par le savant professeur à cette intéressante question.

« En 1867, dit-il, je reçus dans mon service, à l'hôpital Saint-Antoine, une jeune femme atteinte d'hystérie ; au bout d'une quinzaine de jours, cette malade fut prise de constipation complète, et sans météorisme notable, elle se mit à vomir des matières stercorales, non pas les matières fécaloïdes de l'occlusion ordinaire, mais de véritables excréments condensés, solides, cylindriques, de couleur brune, d'odeur normale ; il suffisait d'un coup d'œil pour être certain qu'ils provenaient du gros intestin. Connaissant l'esprit de supercherie des hystériques, sachant d'autre part que la physiologie n'admet pas le renversement de la valvule de Bauhin, j'établis autour de la malade une surveillance occulte ; mais il fallut se rendre à l'évidence, d'autant mieux que le troisième ou le quatrième jour, un de ces vomissements eut lieu devant nous, le matin à la visite : les matières étaient semblables à celles des jours précédents, c'étaient des excréments purs, et pour tout dire en un mot, c'était une défécation par la bouche. Je m'attendais à voir survenir l'état grave de l'occlusion intestinale ; il n'en fut rien ; ces vomissements survenaient une fois, deux fois au plus dans les vingt-quatre heures et, sauf le dégoût passager, l'état de la malade était satisfaisant ; elle mangeait comme d'habitude, les digestions

(1) Loc. cit., p. 271.

étaient bonnes, et pendant toute la durée de cette singu-
lière attaque elle n'eut pas un seul accès convulsif. Le hui-
tième jour mit fin à cette défécation buccale : les matières
reprirent leur cour naturel.

« Dix jours plus tard cette femme est prise de fièvre typhoïde grave, elle succombe dans le troisième septénaire
et à l'autopsie nous trouvons les lésions ordinaires du ty-
phus abdominal, mais rien, absolument rien qui puisse
expliquer le renversement du cours des matières. La valvule iléo-cæcale avait ses dimensions et sa disposition ordinaires. »

Malgré toutes les théories physiologiques, même basées
sur des expériences, il n'est guère possible de révoquer en
doute la réalité des faits qu'on vient de lire. Si le fait est
jusqu'ici à peu près unique dans la littérature médicale
récente, la sagacité bien connue de l'observateur, sa haute
valeur scientifique, la précision des faits confirmés par
une autopsie suppléent à la pénurie d'observations.

Du reste on connaissait déjà le cas remarquable rapporté par Briquet, dont nous analysons plus loin les principaux points. Si pourtant cette observation pouvait avoir
besoin d'une confirmation, on la trouverait dans le fait
suivant que nous avons eu le rare bonheur de recueillir.

Obs. IV (personnelle).

Vomissements stercoraux, hystérie convulsive.

I... (Louise), 20 ans, couturière, taille moyenne ; cheveux châ-
tains ; visage d'une pâleur jaunâtre. Elle a l'aspect caractéristique
de la chlorose. Ses règles sont apparues à 16 ans, et elle a toujours
été assez mal réglée depuis. Habituellement constipée, elle reste

souvent 5 ou 6 jours, et même davantage, sans aller à la garde-robe. Elle semble être dans la misère et se nourrir fort mal.

Son père est mort d'accident. Sa mère est très nerveuse. Une de ses sœurs est morte phtysique à 18 ans. Une autre se porte assez bien maintenant, mais a eu deux attaques de rhumatisme articulaire aigu. Cette dernière est mariée, et a eu deux enfants qui sont morts deconvulsions. Elle a aussi deux frères, en bonne santé tous les deux. Louise I... est très nerveuse, comme sa mère. Elle pleure et rit sans motifs, mais elle n'a jamais eu d'attaques de nerfs jusqu'à ce jour,

En octobre 1875, elle sort pour aller reporter son ouvrage, et est subitement prise dans la rue de violentes coliques. Ses douleurs sont tellement vives qu'elle est obligée de s'arrêter, et de demander du secours. On la reçoit chez une fruitière qui s'empresse de lui donner du vulnéraire. Les douleurs augmentent, elle pousse des cris plaintifs. Nausées, éructations, borborygmes, respiration pénible, une anxiété extrême est peinte sur son visage. C'est à ce moment que le hasard nous fait rencontrer cette malade. Comme elle habite dans le voisinage, nous conseillons de la transporter chez elle, mais au moment où deux personnes la soutiennent pour la reconduire, elle devient tout à coup extrêmement pâle, une sueur froide lui couvre le front et les mains, et elle est prise de vomissements. Elle rejette d'abord des aliments, de nouvelles nausées amènent de la bile, et, après plusieurs efforts infructueux ; elle vomit des excréments durs, d'un vert noirâtre, mêlés à une matière liquide de couleur beaucoup plus claire. Ces matières répandent une odeur infecte, très caractéristique. La malade est complètement affaissée sur une chaise, dans un état profond de prostration, elle a le regard égaré et continue à se plaindre. Bientôt les efforts de vomissements reparaissent et amènent encore l'expulsion de matières semblables. Au bout de quelques minutes, elle revient à elle peu à peu, rougit, et paraît très confuse de l'accident qui vient de lui arriver. Elle est alors reconduite chez elle où sa mère, informée de ce qui était arrivé, nous dit que les mêmes accidents se sont produits il y a trois mois dans des circonstances analogues. Nous apprenons aussi que depuis un an elle tousse fréquemment, et à l'auscultation nous trouvons des craquements très manifestes au sommet du poumon droit. La malade, complé-

tement remise de son accident, nous affirme alors n'avoir pas été
à la garde-robe depuis *vingt jours.*

Les jours suivants elle put reprendre son travail ; mais six semaines
environ plus tard, elle fut prise de grandes attaques d'hystérie qui
revinrent à des intervalles plus ou moins rapprochés, et s'accompagnèrent d'une hémi-anesthésie du côté gauche et d'ovaralgie du
même côté. Fait digne de remarque, lorsque ses attaques revenaient, la toux était moins opiniâtre et l'état du poumon semblait
s'améliorer, mais comme la malade était obligée d'interrompre
son travail, elle prenait du bromure de potassium, et à mesure que
les accidents nerveux diminuaient d'intensité, l'état du poumon
s'aggravait de nouveau. En 1876, les deux poumons étaient pris,
et en avril 1877, la malade succombait. Elle n'avait pas eu d'accidents hystériques pendant les six derniers mois de sa vie.

On remarquera les analogies nombreuses qui existent
entre ces deux observations. Les deux malades étaient habituellement constipées. La malade de M. le professeur
Jaccoud présentait, avant ses vomissements, des accidents
convulsifs qui ne survinrent chez Louise I... qu'un peu
plus tard ; mais dans l'un et l'autre cas, les accidents convulsifs n'accompagnèrent jamais immédiatement les manifestations spasmodiques du côté de l'intestin. Il est
impossible dans notre cas comme dans celui de notre éminent maître, de penser à la simulation : les symptômes qui accompagnèrent les vomissements seraient
déjà bien difficiles à simuler, et, comme nous l'avons vu
de nos yeux, ce n'est qu'arès des vomissements d'abord
alimentaires, puis bilieux, et au prix d'efforts incroyables,
que la malade vomit enfin des matières fécales pures. Il
est impossible de comprendre comment ces matières, dures
et volumineuses, ont pu franchir la valvule iléo-cæcale,
et nous ne saurions même supposer par quel mécanisme
ce phénomène a pu se produire.

On comprendrait mieux, à la rigueur, le passage des liquides, comme dans le cas publié par Briquet (1). Il s'agit
d'une fille de 27 ans, entrée en 1857 à la Charité pour des
accidents multiples d'hystérie, parmi lesquels une somno-
lence continuelle. On lui donna du café, mais bientôt elle
ne le toléra plus, et se mit à le vomir presque aussitôt après
l'avoir avalé.

Donné en lavement, le médicament causa des coliques,
des gargouillements, des nausées, puis, après de grands
efforts, des vomissements. On s'aperçut que la malade vomissait le café qu'on venait de lui donner en lavement.
Étonné, et pour se prémunir contre toute supercherie ,
Briquet fit donner des lavements de café additionné de
différentes substances, entre autres de teinture de tourne-
sol. La malade croyait prendre du café pur. Douze minutes
après, le liquide, vomi, tournait au rouge. Enfin de l'eau
salée, injectée par le rectum, fut également rendue par la
bouche. Le liquide vomi, traité par le nitrate d'argent,
donna en effet un précipité blanc abondant de chlorure
d'argent.

Cette dernière observation vient confirmer les faits de
Van Swieten, de Barthez, de Plouquet, révoqués en doute
par beaucoup de bons auteurs et entre autres par Grisolle
(2). Elle semble réfuter aussi une objection de Spring qui
aurait constaté par des vivisections que le contenu intes-
tinal, situé dans une dilatation paralytique de l'intestin
grêle, y subit les modifications qui ne se passent normalement que dans le gros intestin.

Les vomissements fécaux causés par un spasme hysté-

(1) Loc. cit., p. 315.
(2) Loc. cit., p. 431, t. II.

rique de l'intestin diffèrent sensiblement des vomissements fécaloïdes de l'occlusion intestinale vulgaire, non seulement par le caractère même des matières vomies, mais aussi par les symptômes concomitants. Dans l'occlusion intestinale, surtout lorsqu'elle siège très bas, il est de règle d'observer le ballonnement du ventre. Or, rien de semblable dans le cas de M. le professeur Jaccoud ; et, bien que les circonstances toutes particulières dans lesquelles notre observation a été recueillie ne nous ait pas permis de nous livrer à un examen minutieux du ventre chez Louise Ill..., il nous a paru plutôt rétracté que volumineux. La rapidité avec laquelle le calme reparaît aussitôt après les vomissements, la disparition brusque de tous les symptômes généraux, distinguent aussi la passion iliaque de l'occlusion. Enfin dans ce dernier cas la douleur semble être beaucoup plus intense.

Pour établir le diagnostic différentiel, il faudra tenir compte du tempérament de la malade, et du peu de ballonnement du ventre. L'exploration du rectum et du vagin ne pourra guère donner de caractères distinctifs, mais peut-être l'urine pourra-t-elle fournir des renseignements précieux. Suivant les auteurs anglais, dans les cas d'occlusion siégeant très haut, sa quantité est presque toujours diminuée. Dans l'occlusion hystérique, elle serait sans doute abondante et claire (urine nerveuse) comme après une attaque convulsive. C'est là une hypothèse dont l'observation des faits pourra seule montrer la valeur.

En résumé, pour nous l'ileus nerveux existe réellement et sa rareté excessive a pu seule faire mettre son existence en doute. Nous ne croyons pas qu'il soit possible de rester incrédule quand on a pu avoir une fois l'occasion d'observer ces accidents.

III

SPASMES DE L'ANUS ET DES ORGANES GÉNITO-URINAIRES.

Nous venons de voir, en étudiant l'iléus spasmodique, que sous l'influence de mouvements antipéristaltiques, les matières-fécales pouvaient remonter toute la longueur du tube digestif et être rejetées par vomissements, lorsqu'un obstacle venait s'opposer à leur cours naturel. Les choses ne se passent pas toujours ainsi : un spasme peut empêcher la sortie des excréments pendant un temps plus ou moins long, sans qu'il y ait pour cela des vomissements sterco-. raux. Les fibres inférieures du rectum, celles du sphincter anal se contractent, resserrent l'orifice, empêchent la sortie des matières. Cet état peut même se prolonger au point de compromettre l'existence de la malade. La douleur qui accompagne cette obstruction est assez vive, et s'oppose à l'introduction même du doigt.

Le vagin peut être le siège d'accidents semblables qui persistent souvent fort longtemps. Le regretté professeur Lorain, dans une remarquable leçon sur le *vaginisme* (1), cite le cas d'une veuve, mère d'une jeune fille, qui, s'étant remariée à l'âge de 30 ans, fut prise d'accidents de ce genre. Une constriction spasmodique du vagin empêcha tout rapprochement sexuel ; et cette dame, âgée de 54 ans quand Lorain la vit pour la première fois, n'avait jamais pu pratiquer le coït avec son second mari.

(1) Gaz. des hôpitaux, 1875.

Nous sommes redevables à M. Henri Huchard d'une fort belle observation de ce genre. L'histoire de la malade semble résumer le chapitre des accidents spasmodiques non seulement des voies digestives, mais encore des appareils respiratoire et génito-urinaire. Elle est, en quelque sorte, le résumé des faits que nous avons exposés, et nous puiserons à cette source d'intéressants renseignements concernant l'étiologie et le traitement des spasmes d'origine hystérique.

Obs. V (M. le Dr Huchard).

Spasmes multiples dans un cas d'hystérie non convulsive; œsophagisme; vaginisme; spasme anal.

Madame X..., âgée de 55 ans, est de race arthritique, et a présenté elle-même plusieurs manifestations très nettes de cette diathèse. Elle n'a jamais eu d'attaques d'hystérie convulsive, ni ovaralgie, ni hémi-anesthésie. Elle n'en est pas moins en proie à un *nervosisme*, à un *hystéricisme* si l'on veut, qui se traduit chez elle surtout par les spasmes les plus variés. En revanche, elle a trois filles qui sont bien véritablement hystériques. Cette dame a eu à plusieurs réprises du spasme de l'œsophage si intense et si prolongé qu'un médecin, (c'était un homœopathe, car en véritable hypocondriaque, elle a souvent changé de médecin), porta le diagnostic de rétrécissement organique et fit entrevoir un pronostic dont l'avenir ne justifia pas la gravité

Plus tard, elle présenta ce que M. Mauriac a décrit sous le nom *d'herpès névralgique* des organes génitaux; elle éprouva, à certaines époques, de violentes douleurs dans toute la sphère d'irradiation des nerfs qui se rendent à ces organes, et peu après apparurent les vésicules opalines caractéristiques de l'herpès. Alors le moindre attouchement des grandes et des petites lèvres nécessité par l'examen de la région malade déterminait les plus vives souffrances et une sensation très accusée de spasme vulvaire et vaginal.

Mais le plus curieux incident de l'existence pathologique de cette dame est celui dont elle a souffert, il y a plusieurs années. Elle fut prise tout à coup d'un spasme du sphincter anal si violent et si douloureux, que la défécation devint impossible. Le rétrécissement ou mieux le resserrement de l'orifice anal était infranchissable, toutes les tentatives faites pour en triompher par les moyens médicaux avaient échoué.

La constipation absolue qui résultait de cette contracture rebelle ne pouvait se prolonger plus longtemps sans grave danger pour la malade. Deux chirurgiens, alors professeurs à la Faculté, et non des moins illustres, furent appelés pour pratiquer la dilatation forcée du sphincter comme dans le cas de fissure à l'anus. Tous les préparatifs étaient faits lorsque la malade, sous l'influence de l'émotion et de la crainte que lui causait la vue des instruments, s'écria qu'elle éprouvait le besoin d'aller à la garde-robe, et en effet, le spasme avait cessé. La défécation fut possible immédiatement sans douleur aucune, et l'opération ainsi rendue inutile.

Un rétrécissement de l'anus, survenant dans les conditions qu'on vient de lire, ne peut guère prêter à une erreur de diagnostic après un examen sérieux de la malade. La brusquerie du début présente ici la plus grande importance parce qu'elle éloigne toute idée de production cicatricielle venant mettre obstacle au cours des matières fécales. On arrive forcément à diagnostiquer un rétrécissement spasmodique de l'anus. Mais doit-on considérer cette contracture permanente du sphincter comme un accident hystérique? Pour nous, le doute n'est pas possible. Si la malade n'a pas eu d'attaques convulsives, à diverses époques de sa vie on trouve chez elle un spasme de l'œsophage revêtant une forme persistante. Plus tard, le sphincter vaginal est pris à son tour. Enfin apparaît le spasme du rectum. A toutes ces données fournies par les antécédents de la malade vient s'ajouter un fait des plus démonstratifs: l'hystérie confirmée existant chez ses trois filles.

Les fibres de la vessie et de son sphincter peuvent aussi être le siège de spasmes ; la conséquence de ce spasme est la rétention d'urine.

La rétention d'urine chez les hystériques est un accident bien fréquent. Le plus souvent sans doute elle tient à une paralysie de la vessie ; et celle-ci peut accompagner d'autres paralysies ou apparaître seule, mais aussi il est des cas où la rétention dépend d'une contracture du col, qui vient mettre obstacle à l'émission de l'urine, et ces cas ressortissent à notre sujet.

Cette différence a été parfaitement indiquée par Briquet. Pour l'établir dans la pratique, il recommande l'introduction de la sonde. Si, dès que l'instrument a pénétré dans la vessie l'urine part avec un jet rapide et fort, c'est qu'on est en présence d'une contracture qui formait obstacle à l'écoulement de l'urine. Dans le cas contraire, la stase est due à la paralysie des fibres.

Si nous considérons la structure de l'appareil vésical, nous constatons que la vessie de la femme est constituée comme celle de l'homme. Les parois sont formées de trois tuniques : l'une externe, séreuse, l'autre interne, muqueuse, et entre elles deux une tunique musculeuse. Le col, au contraire, diffère essentiellement dans les deux sexes. La prostate, chez l'homme, surtout à un âge avancé, est un obstacle fréquent à l'émission de l'urine, par suite de l'hypertrophie du lobe moyen. Rien de semblable chez la femme ; et, toutes les fois qu'un obstacle siège au col même, on doit songer à une contracture spasmodique de cet organe. Le spasme peut être sous la dépendance d'une lésion ; il peut être aussi une manifestation hystérique.

Dans une thèse récente sur le spasme uréthral, M. R.

Guibal (1) semble croire surtout à l'influence du trauma-
tisme. « Dans l'hystérie, dit-il, les contractures qui affectent les muscles des membres peuvent aussi se manifester
sur l'appareil uréthro-vésical. Il est bien difficile néanmoins de faire la part exacte de ce qui revient à l'hystérie
dans la production de ces phénomènes. En effet, en dehors
des attaques proprement dites, cette névrose s'accompagne
d'une sensibilité particulière du système nerveux. Cette sensibilité est bien souvent tenue en éveil et augmentée même
par une lésion périphérique (appareil génital de la femme).
Comment savoir dès lors si le spasme est dû à la lésion
périphérique ou s'il est exclusivement sous la dépendance
de la névrose? Il y a là un rapport compliqué de cause à effet,
dans lequel les deux facteurs peuvent changer de rôle......
Je crois que dans la pratique ces causes sont intimement
unies l'une à l'autre, et qu'il faut admettre leur action commune sans pouvoir bien souvent faire la part exacte de
chacune d'elles. »

Nous ne chercherons pas à trancher la question, mais
pourtant nous tenons à bien constater qu'il est des cas où
l'on n'a relevé aucune lésion périphérique pouvant expliquer l'apparition des accidents spasmodiques ; et c'est là
ce qui nous fait considérer l'hystérie comme une cause certaine de spasme vésical.

Lorsque la rétention d'urine est due à une paralysie, on
l'observe surtout après les grandes attaques convulsives.
Dans une thèse faite sur ce sujet, M. Guingamp (2) la considère comme la conséquence naturelle de la déperdition
considérable de l'influx nerveux qui a eu lieu pendant les

(1) Thèse de Paris, 1880.
(2) Thèse de Paris, 1879, p. 22.

Fouquet.   4

convulsions, et du trouble apporté ainsi dans les fonctions rachidiennes. C'est le mécanisme de l'épuisement nerveux, de la *névrolysie* de M. le professeur Jaccoud. Cette explication semble assez logique, et l'on peut, en sens inverse, considérer avec Rostan la contracture comme causée par un excès de l'agent nerveux. Cette opinion serait confirmée par l'examen des faits. Briquet, à l'ouvrage duquel il faut toujours revenir quand on s'occupe de l'hystérie, a en effet constaté que les accidents spasmodiques du col vésical se présentaient surtout « chez les malades assez fortement atteintes, après la disparition de quelque phénomène hystérique. »

Il n'en est pas toujours de même, et nous avons observé le spasme chez une malade qui n'a jamais eu d'attaques, bien qu'elle présente de nombreux symptômes d'hystérie, qui ne peuvent laisser aucun doute sur le diagnostic.

Obs. VI (personnelle).

Spasme vésical et rectal ; hystérie.

M..., (Marie), 48 ans, domestique, entrée à l'Hôtel-Dieu le 25 mars 1879, dans le service de M. Frémy.

Commémoratifs. — L'année dernière, accouchement gémellaire ; albuminurie ; éclampsie. Pendant presque toute la durée de sa grossesse, elle a gardé le lit et est restée soumise au régime lacté. En 1875, avant sa grossesse, elle avait eu la fièvre typhoïde. Pas d'attaques de nerfs ; pas d'antécédents nerveux dans sa famille. En 1870, à Sedan, elle a eu de violentes frayeurs ; ses règles se sont arrêtées, elle a eu des accidents nerveux spasmodiques, une constipation opiniâtre et de la rétention d'urine, enfin des hémoptysies. Les digestions étaient difficiles.

Etat actuel. — Petite toux sèche par quintes ; extinction de voix ; sueurs froides fréquentes. Pourtant l'état général n'est pas mauvais ; la malade engraisse plutôt qu'elle ne maigrit. Achromaptosie. Analgésie. On peut percer la peau de part en part sans amener de douleur, ni d'effusion de sang. Si l'on met du sel sur les deux côtés de la langue de la malade, elle ne le sent qu'à droite. La thermo-esthésie est perdue. Les digestions se font à peu près, la malade n'a pas de vomissements. Elle aime à manger des aliments vinai-grés. Elle est toujours pensive, et cependant lorqu'on l'interroge, elle est prompte à la réplique. Elle est d'un caractère difficile, et adore ou déteste les personnes qui l'entourent.

27 mars. Constipation. Anurie. Il y a plus de 48 heures que la malade n'a uriné. On pratique le cathétérisme : l'urine sort aussitôt avec force, et l'on retire de la vessie un litre et demi de liquide au moins. L'introduction de la sonde est douloureuse. Eau de laurier cerise, 2 grammes. Douche froide. L'ovaire gauche est très doulou-reux avec irradiation lombo-abdominale. La pression détermine de la douleur au niveau de l'épine iliaque antérieure et supérieure et de la région inguinale. On applique un vésicatoire volant camphré.

Le 28 mars. Amélioration légère. Les douleurs sont moins vives, et la malade a pu uriner seule, mais les autres accidents persistent.

Le 31 mars. La malade sort sur sa demande.

Dans le cas de Marie M..., on était évidemment en pré-sence d'un spasme, car la sonde avait à peine franchi le col, qu'aussitôt un jet d'urine était émis et la vessie se contractait normalement. La facilité avec laquelle la sonde avait été introduite, malgré la douleur causée par le passage de l'instrument, ne permettait pas de penser à un obstacle autre que la contracture. Ajoutons à cela les autres accidents dont la malade était atteinte, et nous se-rons amenés à attribuer ce spasme vésical à l'hystérie.

Pour rester fidèle au cadre que nous nous sommes tracé, nous ne poursuivrons pas l'étude des paralysies hystériques de la vessie dont nous n'avons pas à présenter de cas nou-veaux.

IV.

SPASMES DES VOIES AÉRIENNES. — DYSPNÉE HYSTÉRIQUE.

Les spasmes des voies resparatoires ne le cèdent guère, par leur nombre et leur variété, à ceux de l'appareil digestif. Leurs conséquences sont d'une haute gravité. Presque toutes les hystériques, présentant ou non des attaques, ont des étouffements; et ces accidents accompagnent souvent le spasme du pharynx. Les auteurs ont soigneusement décrit les spasmes des voies respiratoires se produisant pendant l'attaque, et affectant la forme convulsive clonique: c'est ainsi que du côté du larynx on a signalé ces cas où les malades aboient, grognent, gloussent, miaulent, etc., accidents qui sont permanents ou reviennent par attaques à des époques plus ou moins éloignées, et souvent même prennent un caractère épidémique.

Nous n'insisterons pas sur les faits de ce genre, qu'on trouvera reproduits partout; mais ce qui nous intéresse et ce que nous tenons à établir, c'est que les spasmes des voies respiratoires peuvent revêtir la forme tonique persistante, et donner lieu à des erreurs de diagnostic et de traitement. Ainsi parfois, en dehors de toute attaque, des hystériques présentent une dyspnée, une suffocation telle qu'on pourrait se croire en présence d'accidents d'une gravité extrême. P. Richer (1), dans un cas de ce genre, observé à la Salpêtrière, a vu la température monter à 38°5,

(1) Loc. cit., p. 109.

le pouls restant d'ailleurs normal. Les accidents semblaient d'une telle gravité que les infirmières et la surveil-
lante de la salle, si habituées pourtant aux manifestations
de l'hystérie, s'effrayèrent et coururent chercher l'interne
de garde. Dans ce cas, la compression de l'ovaire fit disparaître les accidents.

Quelquefois le pouls est fréquent, les mouvements du
cœur tumultueux, désordonnés, la région précordiale est
le siège d'une douleur très vive et s'accompagne d'angoisse
poignante. Si l'on se trouve en présence de malades qui
n'ont jamais présenté de symptômes d'hystérie, on est ex-
posé à une erreur de diagnostic. Cette erreur peut entraî-
ner à une thérapeutique au moins inutile, puisque dans
la plupart des cas les accidents cessent spontanément, ou
du moins cèdent rapidement à un traitement approprié.
Alors la respiration devient plus facile, la congestion de
la face disparaît, et le calme se rétablit pour un temps
plus ou moins long. Les faits de ce genre ne sont pas extrêmement rares, et nous en donnons ici trois cas nou-
veaux.

L'observation qui va suivre nous paraît présenter un
intérêt tout spécial au point de vue du diagnostic différentiel.

Obs. VII (observation recueillie par M. P. L. Le Gendre,
externe des hôpitaux).

Spasme du larynx, du pharynx, des bronches, chez une
hystérique emphysémateuse.

B..., (Marie), 20 ans, domestique, entrée à l'Hôtel-Dieu le 10 janvier 1879, dans le service de M. Fremy, suppléé par M. Quinquaud.
Cette malade est petite, blonde, paraît avoir 16 ans plutôt que 20,
a l'air doux et triste. Voix enfantine.

Antécédents. — Sa mère est morte d'une affection de l'estomac, peut être d'un cancer. Son père avait des douleurs rhumatismales.

Elle a l'haleine habituellement courte ; elle s'enrhume facilement l'hiver et ne se porte guère bien l'été. Les joues sont pleines, les mains potelées, toutefois elle dit avoir maigri et craché du sang.

Elle se plaint de douleurs d'estomac après avoir mangé, douleurs qui correspondent dans le dos, et prétend vomir souvent à flots du sang pur ou mêlé d'aliments, Constipation habituelle.

Examen du thorax. — Voussure cléido-mamelonnaire et sterno-mamelonnaire. Hyperesthésie de la paroi thoracique. Sonorité tympanique à la percussion.

Auscultation. — On entend à peine le murmure vésiculaire.

Langue légèrement saburrale.

Menstruation régulière depuis l'âge de 15 ans, mais aménorrhée depuis quatre mois.

Diagnostic. — On hésite entre une tuberculose pulmonaire avec emphysème et un ulcère simple de l'estomac.

Traitement. — Ventouses sèches contre la dyspnée. Julep belladoné, avec bromure de potassium, 4 grammes.

13 janvier. Constipation. Douleur spontanée dans la fosse iliaque droite, exaspérée par la pression, Vomissements alimentaires, constants après chaque repas. Céphalalgie. Pas de fièvre. On peut croire à l'existence de typhlite stercorale. Purgatif salin. Vésicatoire *loco dolenti.*

Le 14. Plusieurs selles. La douleur de ventre a disparu. La malade accuse une dyspnée plus accentuée que d'ordinaire. L'auscultation dénote quelques râles ronflants et sibilants, mais les signes stéthoscopiques ne sont pas en rapport avec la dyspnée. Quelques crachats sanglants. Ipéca. Cigarettes de datura.

Le 16. Sentiment de bien-être. La dyspnée a disparu. Le murmure vésiculaire s'entend bien mieux.

Le 20. Douleurs partant des reins et s'irradiant vers la hanche droite et le pli inguino-crural: (névralgie lombo-abdominale). La malade vomit de temps en temps ses aliments.

Le 21. Dans l'après-midi, accès d'oppression subit, convulsif, durant environ un quart d'heure.

Le 24. Douleurs vagues dans les jointures.

Le 29. Sueurs abondantes limitées à la paume des mains.

Pendant quelques jours la santé est parfaite ; aucune dyspnée, pas de douleurs gastralgiques, pas de vomissements, appétit bon.

7 février. Accès d'étouffement durant une demi-heuré.

Le 8. Pyrosis après le repas. Nausées. Vers minuit, la malade est réveillée en sursaut par un besoin intense de respirer. Au bout de quelques minutes la dyspnée disparaît.

Le 9. Gastralgie. Vomissements alimentaires mêlés d'une certaine quantité de sang. Sueurs abondantes et partielles. Névralgie intercostale du côté gauche.

Le 10. Quelques crachats sanglants. Douleurs dans les reins et le ventre. Réapparition des règles. Un peu de dyspnée. Pyrosis. Toux sèche et sonore. Quelques râles sibilants.

Même état jusqu'au 26.

Le 26. Ce jour là, la dyspnée augmente beaucoup et cependant les signes stéthoscopiques ne sont pas en relation avec elle. Respiration sifflante. Chloral.

Le 27. Vers dix heures du soir, la dyspnée a augmenté tellement et en si peu de temps que l'on va chercher l'interne de garde. Celui-ci trouve la malade cyanosée, râlant avec les signes habituels de sténose laryngée. Il y a aussi de la dysphonie, et la déglutition des liquides est impossible. La patiente, pleine de terreur, fait signe qu'elle étouffe. Après avoir hésité quelques instants et avoir pris l'avis de M. Boursier, ancien interne de l'hôpital des Enfants et aujourd'hui professeur agrégé à Bordeaux, l'interne de garde pratique la trachéotomie ; mais il constate que l'introduction de la canule n'est pas suivie du soulagement habituel. La dyspnée diminue seulement peu à peu.

Le lendemain, M. Quinquaud émet l'avis que l'on eût peut-être pu éviter la trachéotomie en faisant des inhalations de chloroforme, où d'éther. Pour lui, la nature spasmodique des accidents n'est pas douteuse.

Deux jours après, malgré la présence de la canule, nouvelle crise de dyspnée paroxystique. Toux quinteuse, angoisse peinte sur le visage, sueurs profuses sur le front. On place devant la canule une compresse imbibée de chloroforme, et quand la malade est presque endormie, la respiration devient beaucoup moins gênée.

Le lendemain, elle respire très facilement, sa figure est calme et reposée ; seulement elle a de la dysphagie. La canule est rétirée.

Depuis lors, la cicatrisation de la plaie trachéale se continue sans accidents. Pourtant, il faut noter que deux fois, avant son départ pour le Vésinet, elle a été pendant la soirée plongée dans un état semi-cataleptique et on a su par ses parents que pareil accident lui était déjà arrivé cinq ans plus tôt.

Le diagnostic de M. Quinquaud était depuis longtemps fixé : cette malade n'avait ni ulcère simple, ni tuberculose, mais un emphysème très modéré, avec des manifestations hystériques, spasmodiques et convulsives.

Quelques mois après, elle est rentrée à l'Hôtel-Dieu dans un autre service. Elle avait été reprise de vomissements de sang. Son état général était d'ailleurs très satisfaisant, elle avait de l'embonpoint.

Depuis elle s'est mariée et nous l'avons perdue de vue.

Ainsi voilà une malade qui présente des accidents de suffocation qui auraient facilement cédé à des inhalations de chloroforme si la véritable cause avait été connue, et à qui on pratique une opération dont les conséquences sont souvent mortelles. Faut-il incriminer la conduite tenue par le médecin en cette circonstance ? Evidemment non. En un pareil cas, deux praticiens illustres, Velpeau et Michon, n'ont pas trouvé mieux à faire, ainsi que le rapporte M. Bernutz dans son article *Hystérie* du *Dictionnaire de médecine et de chirurgie pratiques*. D'ailleurs, ici l'on avait affaire à une hystérie larvée, dont les symptômes étaient assez peu caractéristiques pour avoir laissé hésiter plusieurs jours devant le diagnostic un de nos médecins distingués des hôpitaux ; et l'intensité des accidents asphyxiques semblait imposer au médecin appelé inopinément auprès d'une malade inconnue de lui la nécessité et l'urgence de la trachéotomie.

Devant un pareil exemple, nous pensons que dans un cas semblable, surtout s'il s'agit d'une femme, on devra d'abord essayer les moyens antispasmodiques avant d'en venir à l'opération chirurgicale.

Dans l'opération qui suit, la dyspnée hystérique a failli en imposer, momentanément au moins, pour une dyspnée urémique.

Obs. VIII (observation prise par M. P. L. Legendre,
externe des hôpitaux.)

Dyspnée hystérique chez une convalescente de scarlatine avec albuminurie.

T... (Alphonsine), 19 ans, fleuriste, entrée à l'hôpital de Lariboisière, le 31 août 1880, dans le service de M. Proust, dans la période d'éruption d'une scarlatine. L'affection évolue normalement. Pendant la convalescence, l'examen des urines pratiqué chaque jour révèle l'apparition d'une certaine quantité d'albumine qui, après avoir persisté quelque temps, diminue et tend à disparaître.

A ce moment, l'interne du service trouve un soir, en faisant sa contre-visite, la malade assise sur son lit en proie à une vive agitation et se plaignant d'une dyspnée intense. Sa respiration est courte, haletante, précipitée, et elle prend un point d'appui sur le bord de son lit, avec ses deux mains, afin de mettre en jeu les muscles respirateurs auxiliaires. L'interne songe de suite à la possibilité d'accidents urémiques, mais un examen attentif le convainc que cette dyspnée doit tenir à d'autres causes. En effet, la respiration n'a point le type classique de Cheyne-Stokes, caractérisée par une apnée prolongée, suivie d'une série d'inspirations de plus en plus profondes et précipitées, auxquelles succède une nouvelle pause respiratoire. Ici les respirations sont gênées, surtout très fréquentes, mais égales en durée ; c'est de la polypnée.

D'ailleurs pas d'autres symptômes alarmants, ni céphalée, ni vomissements, ni abaissement de température, ni œdème ; mais voici qui met sur la voie du vrai diagnostic.

Les urines émises dans la journée sont abondantes, limpides comme de l'eau, et même toute trace d'albumine a disparu. Ce sont des urines nerveuses typiques. La pression des ovaires est très douloureuse, et la sensibilité cutanée est très atténuée aux membres supérieur et inférieur gauches. Dès lors le diagnostic *hystérie* paraît tout à fait vraisemblable. Il ne tarde pas à être absolument confirmé ; car deux jours après la malade présentait une hémi-anesthésie gauche complète, sensitive et sensorielle, et avait une attaque convulsive avec sensation prémonitoire de boule.

Depuis lors, la dyspnée n'a pas reparu, mais a été remplacée par une série d'accidents tels que troubles visuels, anesthésie, ovaralgie, etc. Il n'y a plus d'albuminurie.

Un grand nombre d'affections locales ou générales sont accompagnées de dyspnée, et la dyspnée hystérique peut les simuler presque toutes. Ainsi dans l'observation suivante, un médecin distingué a pu agiter la question de savoir s'il n'était pas en présence de néoplasmes des centres nerveux.

Obs. IX (personnelle).

Dyspnée, polypnée, paraplégie, hystérie. Guérison.

P... (Rosalie), 48 ans, dévideuse, entrée à l'Hôtel-Dieu, le 18 juillet 1879, salle Sainte-Marie, lit n°37 ; dans le service dirigé par M. Hallopeau.

Antécédents. — Sa mère est très nerveuse, bien qu'elle n'ait jamais eu d'attaques. Elle-même, à l'âge de 16 ans, a eu les jambes enflées, et une contracture des mains, précédée de sueurs sur leur face palmaire. Tous les jours à la même heure, elle sentait ses doigts se fléchir et sa main se fermer. Elle n'a été réglée qu'à 22 ans, deux années après son mariage. A 30 ans, grossesse normale. (Sa fille vit encore et est sujette à des accidents nerveux : pleurs faciles, humeur inégale, etc.). Il y a quatre ans, elle fit une fausse couche, suivie d'une fièvre typhoïde pour laquelle elle a été soignée à l'hôpital Laënnec, dont elle est sortie guérie au bout d'un mois. En 1877, elle fut un jour, dans la rue, subitement prise d'un étourdissement. Elle tomba violemment sur le pavé et se fit à la face une plaie contuse, mais toutefois elle ne perdit pas complètement connaissance.

Etat actuel. — Paraplégie presque complète. Hémianesthésie gauche complète. Vive sensibilité ovarienne. Dyspnée particulière caractérisée par une extrême fréquence et une remarquable brièveté des respirations (polypnée). A chaque mouvement d'inspiration, les espaces intercostaux se dépriment ; et le creux épigastrique, au lieu de se gonfler comme à l'état physiologique, s'excave au contraire, ce qui indique l'immobilité du diaphragme. La dyspnée, jointe à la paraplégie, éveille chez M. Hallopeau l'idée d'une affection bulbaire ou spinale.

La percussion et l'auscultation du thorax ne dénotent aucun signe d'affection pulmonaire. Le murmure vésiculaire est affaibli en raison du peu d'ampleur des respirations. Peut-être est-il un peu plus affaibli du côté droit ? On ne peut obtenir que peu de renseignements de la malade qui s'exprime difficilement, avec un déplorable accent picard.

14 août. Deux attaques d'hystérie convulsive très nettement caractérisées et d'une assez longue durée.

Le 22. On remarque que la dyspnée est peu intense quand la malade est seule, mais qu'elle augmente rapidement lorsque l'on s'approche de son lit et qu'elle se voit l'objet de l'attention du service.

Le 23. Gastralgie. Anorexie.

Le 25. Violente attaque d'hystérie avec opisthotonos.

Le 26. Ovaralgie vive. Polypnée extrême : 60 à 70 respirations par minute, se décomposant en plusieurs aspirations courtes, pressées, suivies de temps en temps d'une profonde expiration. La paraplégie ne s'est guère améliorée : la malade est toujours dans le même état, elle peut à peine se traîner avec le secours de ses deux béquilles.

Même état jusqu'au 10 septembre : vives douleurs constrictives autour du thorax. Douches froides tous les jours.

10 septembre. La paraplégie semble diminuer un peu. L'hémianesthésie persiste, mais les crises de polypnée deviennent plus

rares. On essaie le traitement par l'aimant, que l'on place sur un oreiller à quelques centimètres du corps. Au bout de quelques jours, on s'aperçoit que ce moyen ne donne pas de résultats appréciables. Il est vrai que l'aimant est faible. C'est alors qu'on se décide à employer le traitement métallothérapique. Des plaques de cuivre sont appliquées suivant la méthode du Dr Burq.

Au bout de quelques jours tous les accidents ont disparu, et la malade sort avec toutes les apparences d'une guérison complète.

DEUXIÈME PARTIE

I

ÉTIOLOGIE.

L'étiologie des spasmes hystériques est étroitement liée
à celle de la névrose dont ils dépendent. Néanmoins certaines conditions paraissent plus favorables au developpe-
ment de la forme convulsive, et touchent par conséquent
de plus près à notre sujet.

L'existence de l'hystérie masculine, autrefois niée par
beaucoup d'auteurs, est aujourd'hui parfaitement démontrée. Pour Briquet, elle est vingt fois moins commune
que chez la femme. La proportion est peut-être plus forte
que ne l'a cru cet auteur. Pour notre part, nous avons pu
en observer cinq cas, dont trois se rapportent à la question
qui nous occupe. Deux de ces observations ont déjà trouvé
leur place dans le chapitre consacré aux spasmes des voies
digestives ; nous verrons la troisième tout à l'heure.

Il est évident qu'on ne peut pas tirer de conclusions lorsqu'une statistique ne porte, comme la nôtre, que sur une
douzaine de faits. Cependant il est digne de remarque

que le quart de nos malades étaient des hommes hystériques. Les deux premiers, jeunes garçons de 9 et 10 ans,
appartenaient tous deux à la classe riche de la société. Le
troisième est un ouvrier de trente et quelques années chez
lequel un spasme convulsif du diaphragme avait été pré-
cédé de vomissements survenus sans cause appréciable.
Voici cette observation :

Obs. X (recueillie par M. P. L. Le Gendre, externe des hôpitaux).

Spasme convulsif du diaphragme.

B... (Pierre), 33 ans, distillateur. Entré à l'hôpital de Lariboisière, le 19 février 1880, dans le service de M. Proust. C'est un
homme de taille élevée et d'une apparence assez vigoureuse. Sa
figure est pâle, sa peau blanche ; les yeux sont d'un bleu gris, son
regard est un peu vague ; sa barbe, ses cheveux, ses sourcils sont
noirs et touffus.

Comme antécédents pathologiques: il a eu, en 1874 une pleurésie ; en 1875 des douleurs rhumatismales. Son père et sa mère
sont morts de maladies aiguës dont il ne peut dire le nom. Il a des
sœurs et des frères qui sont bien portants. Il a toujours eu les at-
tributs du tempérament nerveux, ressentant vivement toutes les
émotions et passant rapidement d'une extrême gaieté à un profond
abattement.

Peut-être a-t-il fait des excès de boisson, la profession de distillateur qu'il exerce, entraînant généralement des habitudes d'alcoo-
lisme ; mais il refuse d'en convenir. Il n'est pas marié et ne semble pas avoir beaucoup recherché les femmes. Les organes génitaux offrent un grand développement. Il est difficile de savoir s'il
a toujours eu les tendances hypochondriaques qu'on lui voit aujourd'hui. — Il affirme s'être toujours bien porté jusqu'en 1874,
époque à laquelle il eut sa pleurésie.

Jamais il n'a présenté de véritables attaques de nerfs, comme
celles des femmes ; pourtant au plus fort de ses crises de spasme

du diaphragme il lui est arrivé de tomber par terre sans connaissance, mais il attribue ces défaillances à l'intensité de la douleur.

Il a une certaine instruction, il a une belle écriture, et il est bon comptable.

Il y a trois ans, en juin 1877, il fut pris, sans cause apparente, de violentes douleurs dans la région épigastrique, bientôt suivies de vomissements tantôt alimentaires, tantôt bilieux ou muqueux, sans relation bien nette avec l'ingestion des aliments. Cette crise dura plusieurs jours, et pendant trois mois environ fut suivie d'un grand nombre d'autres semblables.

Pendant ces crises il vomissait presque immédiatement tout ce qu'il ingérait. C'étai ent bien véritablement des vomissements incoercibles.

Les médecins qu'il consulta à cette époque diagnostiquèrent une gastrite. Il eut recours surtout à l'homœopathie et à la méthode de Raspail.

C'est en juillet 1878 que les accidents dont nous allons nous occuper ont pris naissance. Il ressentit un jour ce qu'il appelle *une espèce de hoquet*, c'est-à-dire une secousse convulsive assez forte qui lui coupait la parole et la respiration ; mais nous verrons bientôt que son spasme n'a point le caractère du hoquet. Ce spasme s'accentua peu à peu, au point d'amener le rejet des aliments contenus dans l'estomac. Les douleurs étaient très vives, l'insomnie presque complète, le malade ne pouvait presque plus prendre de nourriture ; puis tout se calma jusqu'en 1879.

Il entre alors à l'Hôtel-Dieu dans le service de M. Frémy remplacé par M. H. Huchard.

Voici ce qu'on observe: à chaque mouvement *inspiratoire*, on voit son diaphragme s'abaisser brusquement avec force et refouler tous les viscères abdominaux en faisant saillir la paroi antérieure depuis l'épigastre jusqu'au pubis. Il s'agit donc, non pas d'un *hoquet*, comme on pourrait le croire au premier abord, mais d'un véritable *sanglot* convulsif.

Cette secousse inspiratoire produit un bruit laryngien très intense, dû au passage brusque de l'air entre les cordes vocales. La secousse communiquée à l'estomac et aux intestins détermine des gargouillements et des borborygmes. Dans les rares moments d'apaisement, le malade pousse des soupirs lamentables, il est d'une pâleur livide, son front est couvert d'une sueur froide, ses yeux sont saillants.

Les premières secousses ont bientôt produit presque mécaniquement le rejet du contenu stomacal, et pendant tout le temps de la crise, tout ce qu'il essaye d'ingérer est vomi aussitôt avec un peu de bile. Ni le lait, ni les boissons glacées ou gazeuses ne peuvent séjourner dans l'estomac. Le malade se cramponne aux barreaux de son lit, se couche dans toutes les positions et se trouve un peu soulagé lorsque le ventre est appliqué contre un plan résistant tel que le parquet de la salle.

Chaque crise comprend un certain nombre de paroxysmes et a une durée qui varie entre un et cinq jours pendant lesquels il ne prend aucune nourriture.

Cependant, il ne paraît pas avoir dépéri sensiblement depuis que nous le voyons.

Dans les intervalles, santé parfaite ; la région épigastrique n'est pas douloureuse, l'appétit est bon, les digestions se font bien, mais le malade a l'air triste et dolent, le son de voix plaintif.

On a épuisé avec lui tout l'arsenal thérapeutique. L'année dernière, dans le service de M. Huchard : bromure de potassium 8 gr. par jour, chloral, injections hypodermiques de morphine, douches froides, pointes de feu, vésicatoire à l'épigastre. Cette année dans le service de M. Proust : esprit de mindererus, valérianate de quinine, valérianate de zinc, nitrate d'aconitine, électricité sous toutes ses formes, appliquée sur les insertions du diaphragme, le trajet du nerf phrénique, la colonne vertébrale ; la compression de l'abdomen.

Dans l'intervalle il a été soumis, dans le service de M. le professeur G. Sée, au traitement d'une maladie d'estomac qu'on lui a supposée : viande crue, œufs crus, régime lacté.

Si on lui dit de suspendre sa respiration, pendant cette période d'apnée volontaire le spasme ne se produit pas, mais dès la première inspiration les mêmes phénomènes se reproduisent. Le compression énergique de l'abdomen par les deux mains appliquées à plat lui procure un soulagement momentané et diminue mécaniquement la violence du spasme en immobilisant par force son diaphragme.

La question de simulation a été agitée à plusieurs reprises;

mais quand on assisté à ses attaques, il est bien difficile de ne pas admettre la réalité de ses souffrances et la spontanéité de ses spasmes. Il est du reste fort inquiet de son état, et demande souvent qu'on essaye sur lui de nouvelles médications.

Dans ces derniers temps, on lui a appliqué une cuirasse plâtrée qui lui procure un certain soulagement en empêchant la projection en avant de la paroi abdominale. Son état ne s'est pas modifié d'ailleurs.

Cette observation est intéressante à plus d'un titre.

Il nous semble bien évident qu'on ne peut rattacher les accidents qu'il présente à aucune autre maladie que l'hystérie. De plus, ce spasme convulsif, à part les modifications du caractère, est le seul symptôme hystérique qu'offre le malade. Au lieu du hoquet, forme la plus habituelle des accidents spasmodiques du diaphragme, nous avons ici un sanglot, fait très rare sans doute, puisque malgré nos recherches nous n'avons pu en trouver d'autres cas.

La persistance extraordinaire des phénomènes morbides que nous avons décrits, l'impuissance de toute médication doivent être aussi prises en considération pour l'établissement du diagnostic.

Au point de vue de l'âge, auquel les accidents apparaissent, les spasmes n'offrent rien de particulier. Ils peuvent précéder la puberté et se rencontrer encore au delà des limites de l'âge mûr. Nos sujets avaient de 9 à 55 ans.

L'hérédité joue un rôle important, mais presque toujours difficile à apprécier d'une façon rigoureuse. A ce sujet il existe un point obscur, bien qu'il ait été déjà indiqué par plusieurs auteurs. Nous voulons parler de l'influence de ceraines diathèses sur l'hystérie. Nous devons à l'obligeance de M. H. Huchard qui, du reste, prépare un travail sur ce sujet, une communication pleine d'intérêt sur les relations qui existent entre l'arthritisme et le nervosisme. L'observation de cas déjà nombreux a permis à ce médecin distingué des hôpitaux de constater que les personnes tourmentées par les accidents si variés de la diathèse arthritique (asthme, coliques hépatiques, arthropathies, etc.) ou simplement de race arthritique, sont singulièrement disposées aux manifestations du nervosisme : névralgie, hypochondrie, hystérie, etc. Fait bien digne de remarque, et qui nous intéresse tout spécialement, ces phénomènes nerveux consistent souvent en accidents spasmodiques multiples et des plus rebelles qui peuvent être transmis héréditairement. Tel est le cas de la malade qui nous a fourni notre cinquième observation. C'est une arthritique atteinte de spasmes multiples, qui n'a jamais eu d'attaques, mais dont les trois filles sont hystériques.

Nous avons encore recueilli deux cas analogues dont nous donnons les principaux traits :

Obs. XI (personnelle).

Mme A... L., fille et petite-fille de goutteux, du côté maternel, goutteuse elle-même, ayant un père arthritique, un frère atteint de coliques hépatiques, est excessivement nerveuse. Elle pleure facilement et a des accès de tristesse. Un jour, à l'âge de 46 ans, sous l'influence d'une irritation violente causée par la vue d'un danger que courait son mari, elle est prise de paralysie incomplète de la jambe gauche, accompagnée de spasme du larynx et du pharynx. Sa voix s'éteint, la respiration est pénible ; la déglutition est impossible pendant vingt-quatre heures. La voix ne reparut qu'au bout de quinze jours, alors tout rentra dans l'ordre. Quelques mois plus tard apparaissent des attaques incomplètes qui se terminent par des sanglots et reviennent à des intervalles plus ou moins longs.

Sur trois enfants, un garçon et deux filles, la plus jeune deces dernières a quelques attaques incomplètes d'hystérie.

Dans les dernières années de sa vie, notre malade n'eut plus d'attaques d'hystérie. La goutte fit de très grands progrès et finit par emporter la malade à l'âge de 52 ans.

Voici le second fait :

Obs. XII.

Mme P. M..., 49 ans, père rhumatisant ; a deux frères, dont l'un est rhumatisant aussi. — Depuis l'âge de 16 ans elle a des attaques d'hystérie vulgaire à de rares intervalles. A 24 ans elle est prise de vomissements incoercibles, qui durent plusieurs mois sans amener d'amaigrissement, puis disparaissent tout à coup. Depuis la santé est restée bonne, et les attaques ont enfin disparu depuis la ménopause. Elle a un fils rhumatisant et une fille chlorotique actuellement âgée de 13 ans.

Ces faits, on le voit, semblent bien confirmer les vues que nous émettions plus haut.

Briquet, qui s'est livré à des travaux de statistique portant sur un très grand nombre de malades, a trouvé que l'hystérie, l'épilepsie, l'aliénation mentale des parents prédisposaient les enfants à l'hystérie. L'influence de la mère semble prépondérante.

Nous ne trouvons dans cette statistique rien de positif au sujet des diathèses.

Monneret a indiqué le rhumatisme comme une des causes de l'œsophagisme. Or nous avons vu que cette maladie n'était le plus souvent qu'une manifestation de l'hystérie. Ce fait nous fournit donc un nouvel argument.

M. le professeur Verneuil (1) s'exprime d'une façon plus
explicite : pour lui l'hystérie ne serait le plus souvent
qu'un mode de l'arthritisme. Malgré des affirmations aussi
nettes, cette question appelle de nouvelles recherches.

Quoi qu'il en soit, sur nos 12 malades, 4 ne présentaient
pas d'antécédents de famille. Chez 3, il y avait des antécédents purement nerveux. Chez les 5 autres, les parents présentaient des accidents seulement nerveux ou arthritiques
et nerveux.

II

MARCHE, DURÉE, TERMINAISON.

Le spasme du pharynx est en général de courte durée ; il
survient par accès et reparaît plus ou moins fréquemment
suivant les cas. C'est lorsqu'il accompagne les attaques que
son retour est le plus fréquent. Il présente alors une certaine régularité ; pour un même malade, à chaque crise,
son évolution est sensiblement la même.

Lorsqu'il survient en dehors des attaques, ou chez des
malades qui ne sont pas atteints de phénomènes convulsifs,
les choses se passent beaucoup moins régulièrement ; sa
durée est plus variable. Tantôt on ne l'observe qu'une seule
fois, tantôt il reparaît à des époques indéterminées.

Pour l'œsophagisme les différences sont peut-être encore
plus tranchées, aussi les opinions des auteurs ont beaucoup
varié. Un des points controversés est celui qui est relatif à

(1) Congrès de l'association [pour l'avancement des sciences. Le Hâvre
(1877).

la durée. P. Franck (1), Hufeland (2), Mondière (3), contrairement à l'opinion de la plupart des auteurs, admettent sa permanence ou tout au moins sa durée très longue. Dans sa thèse inaugurale, M. A. Seney (4) insiste particulièrement sur ce point et se range à l'opinion des auteurs que nous venons de citer.

Cette question a été reprise tout récemment par M. H. Huchard, et nous citerons cet intéressant passage de son travail : « Il ne faut pas prendre à la lettre cette phrase de Béhier : « Les œsophagismes à longue durée me paraissent « devoir être des erreurs de diagnostic. Je crois à l'œso- « phagisme, mais comme tous les spasmes, il ne peut être « que momentané (5). »

« On cite, en effet, dans la science un grand nombre d'œsophagismes qui ont duré des mois et des années et qui, un beau jour, ont disparu spontanément.

« C'est ainsi qu'Evérard Home cite le cas d'un œsophagisme qui, pendant 13 ans, fut pris pour un rétrécissement organique; la maladie a pu avoir une durée de quinze ans dans l'exemple rapporté par Seney, de dix-huit ans dans celui de Gros-Clarke, de trente ans dans celui de Lasègue. Nous observons nous-même en ce moment deux malades dont l'une est atteinte de spasme œsophagien depuis plus de vingt-cinq ans et l'autre depuis quinze ans.

« Mais ce spasme est rarement permanent pendant un si long espace de temps; il y a des rémissions qui n'obéis-

(1) Traité de médecine pratique.
(2) Manuel de médecine pratique (trad. de J. L. Jourdan'.
(3) (Loc. cit.).
(4) Thèse de Paris, 1873.
(5) Béhier. Conférences de clinique médicale faites à la Pitié (Paris, 1864, p. 104).

sent à aucune règle, qui surviennent et cessent brusquement. Ces cas sont différents, au point de vue du pronostic et de la marche de la maladie, de ces spasmes œsophagiens qui ont une durée de quelques jours à quelques mois, et qui peuvent succéder en les remplaçant à d'autres spasmes, à des contractures qui chez les hystériques par exemple, affectent tour à tour le col de la vessie, les muscles des mâchoires et du pharynx, du larynx, pour déterminer de la rétention d'urine, du trismus, de la dysphagie ou de l'aphonie. Chez certains névropathes même on pourrait presque dire que la maladie nerveuse prend une forme spasmodique, tant les localisations du spasme sont nombreuses et multipliées. Dans tous les cas, il y a lieu de bien séparer, au point de vue de la marche, le spasme transitoire du spasme permanent, le nom d'*œsophagisme* convenant plus particulièrement au premier, et le nom de *rétrécissement spasmodique* étant mieux affecté au second (*stenosis spastica migrans* et *stenosis spastica fixa* de Hamburger).

« Ce rétrécissement spasmodique prolongé peut même à la longue déterminer deux lésions : d'une part, la dilatation plus ou moins prononcée de l'œsophage au-dessus de l'obstacle, dilatation qui donne lieu à une régurgitation plus ou moins tardive des aliments en masse et à un bruit de *glou-glou* à la fin de ce temps de la déglutition ; d'une autre part des érosions et des ulcérations de la muqueuse dues à une espèce de macération de celle-ci par suite de la stagnation des matières alimentaires dans la partie inférieure de l'œsophage dilaté. Dans le cas rapporté par M. Maurice Raynaud, cette dernière altération est ainsi décrite : « Toute la moitié inférieure de la dilatation est littéralement criblée d'ulcérations peu profondes, de forme variable, les unes allongées dans le sens vertical, d'autres arrondies, circulaires ; d'autres encore, plus vastes, semblant résulter de la confluence d'ulcérations plus petites, et présentant des bords festonnés formés d'arcs de cercle de différents diamètres. La coloration est, suivant les ulcérations, rose ou jaunâtre ; on aperçoit la tunique musculaire au fond de plusieurs de ces pertes de substance.

«La forme, le polymorphisme, le siège des ulcérations indiquaient bien qu'elles ne relevaient ni de la syphilis, ni de la tuberculose et qu'elles devaient être assimilées à toutes ces érosions qui se produisent souvent derrière un point rétréci. De plus, il est bien démontré qu'elles n'ont point présidé primitivement au développement de l'œsophagisme, mais qu'elles ont été plutôt une conséquence de celui-ci ; il est logique de croire qu'elles ont pu jouer à leur tour un rôle plus actif, et donner lieu par action réflexe à des accès spasmodiques. Par conséquent, dans l'exemple cité, le malade a pu tourner dans un véritable cercle vicieux morbide : contracture de l'œsophage d'abord amenant de la dilatation, puis des ulcérations, lesquelles à leur tour continuaient pour une grande part à entretenir le spasme. »

Aujourd'hui la question nous semble tranchée, le rétrécissement spasmodique de l'œsophage peut avoir une durée presque indéfinie, tandis que l'œsophagisme proprement dit, ainsi que le pylorisme, sont plutôt passagers.

L'*ileus nerveux* débute brusquement, n'a qu'une durée fort restreinte qui varie de quelques minutes à quelques jours et se termine brusquement comme il a commencé.

Nous retrouvons le caractère permanent dans la *contracture spasmodique du vagin*. Cet accident peut avoir une durée pour ainsi dire indéfinie. Nous en avons cité un exemple recueilli par le professeur Lorain.

Dans ce cas, l'état général de la malade était toujours resté excellent ; mais d'autres fois il n'en est pas ainsi, la malade maigrit, perd l'appétit, devient irritable à l'excès, et ne revient à la santé qu'après la cessation du spasme vaginal (1).

Le *spasme de l'anus* ne peut avoir une bien longue durée sans amener une accumulation des matières fécales. Si l'on n'intervenait pas promptement on ne tarderait pas à voir survenir la scepticémie intestinale (Humbert). Fort heureusement, dans ce spasme, comme dans celui de la vessie, le traitement peut arriver promptement à rétablir le cours des matières fécales ou celui de l'urine.

Les *spasmes des voies respiratoires*, plus effrayants que tous les autres, peut-être, par la brusquerie de leur début et l'intensité des accidents, n'ont pas pour cela les conséquences fâcheuses que l'en pourrait redouter. Dans les cas les plus graves en apparence, un traitement approprié vient presque toujours rétablir promptement le calme le plus complet, qui offre un singulier contraste avec l'intensité des phénomènes morbides auxquels il succède.

Quel que soit l'organe atteint, le spasme peut disparaître sous l'influence d'une émotion violente. Notre observation n° 5 en fournit un très bel exemple. Les faits de ce genre ne sont pas d'ailleurs absolument rares. La cessation des accidents est alors brusque et les malades passent sans transition de l'état de maladie à l'état de santé absolue. M. le professeur Charcot a particulièrement insisté, dans plusieurs de ses conférences, sur les faits de ce genre. Tous les médecins qui ont eu l'occasion d'observer beaucoup d'hystériques ont été témoins de semblables guéri-

(1) Seney, thèse citée

sons. Parmi les cas les plus remarquables, celui de Et-
chev... vient au premier rang. L'histoire de cette malade,
qui figura en 1875 aux conférences de la Salpêtrière, est
beaucoup trop connue pour que nous la transcrivions ici,
bien qu'elle ait plus d'un rapport avec les cas qui nous occupent.

De ce qui précède nous devons tirer cette conclusion
qu'avec les hystériques il ne faut jamais désespérer de gué-
rir les accidents spasmodiques. Il importe donc d'établir
le diagnostic qui permet de porter, sur des cas en apparence fort graves, un pronostic aussi consolant. Nous ne
devons pas oublier toutefois que tous les cas ne sont pas
aussi favorables. Bien des malades malgré les traitements
les plus variés restent, pendant toute leur vie, soumis aux
inconvénients causés par des accidents spasmodiques d'une
durée indéfinie.

III.

TRAITEMENT.

En présence des accidents si divers et des manifestations
si durables de la maladie, on doit s'attendre à trouver
une thérapeutique compliquée. En effet, les médicaments
qui ont été préconisés sont innombrables et c'est assez
dire qu'il en est fort peu sur lesquels on puisse compter
d'une façon absolue. Le médecin cependant est loin d'être
désarmé dans la majorité des cas.

Les spasmes de l'hystérie sont des manifestations locales d'un affection générale, c'est pourquoi l'on doit avoir

recours à la fois au traitement local pour combattre les accidents actuels ; au traitement général pour lutter à la fois contre ces accidents et prévenir leur retour.

La nature du traitement local doit varier avec les organes atteints. S'agit-il de spasmes du pharynx et de l'œsophage, après les antispasmodiques on emploiera le cathétérisme déjà préconisé par Mondière. Ici surgissent quelques difficultés ; la façon de procéder est loin d'être indifférente et ce n'est qu'entre des mains habiles qu'un pareil traitement pourra produire tous les effets qu'on est en droit d'attendre.

A défaut de l'expérience personnelle qu'une longue pratique peut seule donner, nous nous retrancherons derrière l'autorité de M. Huchard qui, dans son ouvrage déjà cité, a merveilleusement résumé les connaissances actuelles sur ce sujet.

« Le cathétérisme : c'est à la fois un moyen d'alimenter le malade et de vaincre le resserrement convulsif de l'œsophage. On se servira de préférence de soudes volumineuses ; celles d'un petit calibre, par l'espèce d'agacement qu'elles déterminent dans la membrane muqueuse, ramènent facilement la contraction réflexe des fibres musculaires ou l'exagèrent quand elle existe déjà. Il faut quelquefois maintenir patiemment la soude en présence de l'organe, jusqu'à ce qu'on puisse le franchir ; une fois ce résultat obtenu, on laissera pendant quelque temps le cathéter engagé dans la portion rétrécie. Quelquefois une contraction énergique empêche l'instrument de séjourner dans l'œsophage ou même s'oppose absolument à sa pénétration. C'est alors surtout, et aussi quand le cathétérisme est trop douloureux qu'il peut devenir nécessaire d'ali-

menter les malades avec des lavements composés de bouillon, de jus de viande, de jaunes d'œufs, etc. »

A ces moyens, il est bon d'en associer d'autres, mais
c'est le cathétérisme qui semble donner les effets les plus
durables si l'on en juge par les résultats obtenus dans le
cas suivant qui a fourni à M. Roux (1) le sujet de sa thèse
inaugurale : il s'agit d'un jeune homme de 26 ans, d'une
constitution excellente (pas d'antécédents nerveux), atteint
d'un rétrécissement spasmodique de l'œsophage.

Les antispasmodiques locaux (vésicatoires saupoudrés
de morphine) ne produisirent aucun effet.

L'électricité, appliquée sous la forme de courants interrompus, ne fut pas supportée. Le bromure de potassium,
après avoir produit de l'amélioration à la dose de deux à
quatre grammes par jour, finit par rendre la déglutition
impossible. On interrompt le traitement et on le reprend
avec la dose de deux grammes seulement en y associant le
cathétérisme à l'olive. Ces deux moyens associés produisirent une grande amélioration, la malade reprit de l'embonpoint et put sortir de l'hôpital, mais il fut depuis
obligé de se cathétériser lui-même tous les trois ou quatre
jours quand le spasme paraissait vouloir revenir avec intensité.

Le chloral, la belladone, la jusquiame pourront aussi
être essayés.

Les vomissemnts dus au pylorisme seront traités par
les lavages de l'estomac et les moyens antispasmodiques
généraux.

Dans les cas de rétention d'urine, le cathétérisme est tout
d'abord indiqué pour vider la vessie et aussi pour éclairer

(1) Thèse de Paris, 1873.

le diagnostic. S'il y a spasme, on le combattra par des lavements de chloral, les pommades et les suppositoires belladonés, des injections sous-cutanées de morphine.

Dans l'ileus nerveux dépassant les limites d'une crise de durée restreinte, on pourra essayer de l'électrisation, au moyen de laquelle M. Bucquoy a obtenu d'excellents résultats dans trois cas d'invagination intestinale.

Les spasmes des voies respiratoires seront traités de préférence par la méthode anesthésique. Les inhalations de chloroforme ou d'éther triomphent facilement de ces accidents. La compression *prudente* de l'ovaire peut, chez certaines malades, mettre brusquement fin à la crise. Briquet (1) a pu aussi, par la faradisation, amener une amélioration temporaire. Dans tous ces cas, c'est au traitement général qu'il faudra toujours s'adresser pour prévenir le retour des accidents. Pour combattre la contracture spasmodique du constricteur du vagin (vaginisme) on a conseillé les suppositoires belladonés, le bromure de potassium à l'intérieur (Raciborski, Lorain). La dilatation progressive (Sims), la dilatation forcée, comme pour la fissure à l'anus, devront être employées dans les cas rebelles.

Abordons maintenant l'étude du traitement général :

En première ligne, on doit placer le traitement prophylactique qui est, malheureusement, bien difficile à employer dans toute sa rigueur. C'est en effet, dès le principe qu'il faudrait agir. La femme hystérique devrait mettre en œuvre tous les moyens pour préserver sa fille de l'affection qu'elle a de si grandes chances de lui transmettre. Le séjour à la campagne, l'allaitement par une nourrice bien

(1) Loc. cit., p. 318.

choisie seront les moyens les plus utiles peudant les premiers temps de la vie. Pendant l'enfance, l'absence de toute excitation, une hygiène morale sévère accompagnera l'hygiène physique. Mais c'est au moment de la puberté surtout qu'il faudra redoubler de soins et de précautions.

L'hystérie une fois déclarée, il sera bien difficile de la faire complètement disparaître.

L'hydrothérapie, soit comme moyen de prévenir le retour des accidents, soit pour combattre ceux qui existent, rendra les plus grands services. Son mode d'emploi est des plus importants, nous n'en voulons pour preuve que la remarquable guérison obtenue par M. le professeur Charcot chez le petit malade qui nous a fourni notre deuxième observation. Dans ce cas, l'hydrothérapie seule n'a pas produit un résultat aussi rapide : l'isolement, le brusque changement survenu dans le genre de vie de l'enfant, étaient pour beaucoup dans sa guérison.

L'influence morale est énorme, et c'est à son action que doivent être rapportées quelques-unes des guérisons dont nous avons parlé à propos des terminaisons des spasmes. Nous avons vu, dans l'observation N° 1, les heurex effets produits par la mise en scène du cathétérisme pratiqué pour faire un lavage de l'estomac. La guérison du spasme du rectum (obs. 5), par la vue des instruments préparés pour l'opération, est encore plus caractéristique. Les effets obtenus dans ces circonstances sont de la même nature que ceux qu'on obtient par l'emploi des pilules *fulminantes*, en mie de pain, que nous avons vu souvent prescrire avec succès par notre excellent maître, M. le professeur Laboulbène. Tous les moyens qui frappent vivement l'imagina tion de la malade agissent de même.

Il faut exciter la volonté des hystériques, a dit Briquet,

il faut aussi prendre sur elles un certain empire, gagner leur confiance et leur faire croire à la possibilité de leur guérison.

L'hypnotisation, que Briquet, sous le nom de *fascination*, place parmi les stupéfiants doit être, suivant nous, rangée dans une classe spéciale à côté des moyens d'ordre moral. L'étude de ce procédé complexe rentre d'autant mieux dans notre sujet qu'il a été employé pour un de nos malades, sans succès il est vrai (obs. 2).

Cette méthode est fort ancienne. Restée jusqu'à nos jours presque exclusivement confinée entre les mains des charlatans qui ont voulu l'exploiter en lui donnant une tournure surnaturelle dont il faut la dépouiller, elle a compté parmi les médecins et les savants beaucoup plus de détracteurs que d'adeptes. Quelque prévenu qu'on puisse être il faut cependant se rendre à l'évidence des faits et admettre certains résultats positifs. C'est ce qu'a fait Briquet qui reconnaît: « qu'on peut, à l'aide de ce moyen, parvenir à faire cesser tous les accidents douloureux, spasmodiques et convulsifs. » Nous ajouterons qu'on pourrait également les produire. Malheureusement ce procédé ne peut-être appliqué à tous les malades et de là vient, sans doute en grande partie, le discrédit dont il est atteint. Même dans les cas où il serait possible de l'appliquer, les moyens pratiques manquent, et aucun livre vraiment scientifique ne donne la marche à suivre pour tirer de ce traitement tous les avantages qu'on serait en droit d'en attendre. Quelques efforts ont été tentés, il est vrai, dans ces derniers temps, mais les résultats qui ont été obtenus sont fort insuffisants. Il y a donc là matière à de nouvelles recherches.

Nous avons déjà parlé, à propos des spasmes respiratoires, des inhalatons de chloroforme et d'éther. Leur emploi pourra être étendu à la plupart des cas. Nous croyons par exemple qu'un spasme de l'anus pourrait être vaincu au moins momentanement par l'action du chloroforme qui agirait dans ce cas comme dans la coxalgie hystérique ou le vaginisme. La contracture disparue, on pourrait facilement provoquer l'expulsion des matières fécales et éloigner ainsi tout danger de scepticémie stercorale. L'emploi de ce moyen palliatif aurait au moins pour lui son innocuité parfaite, car on sait quelle est la tolérance des hystériques pour les anesthésiques.

L'électricité sous toutes ses formes (courants continus ou interrompus, bains électriques, application d'aimants,) devront être employés. Si les premiers essais sont infructueux, il faudra varier le *modus faciendi* jusqu'à ce qu'on ait épuisé toutes les ressources de cette méthode, Le plus souvent, l'expérience viendra démontrer, en l'absence de connaissances plus précises, à quel procédé on doit avoir recours pour telle ou telle malade.

Enfin, la méthode métallothérapique du Dr Burq, grâce à laquelle une de nos malades fut guérie d'un spasme de l'appareil respiratoire, pourra, sinon amener la guérison dans tous les cas, procurer au moins à quelques malades un très notable soulagement.

TABLE DES MATIÈRES

9 782019 257866